SCORPIO

Dr. med. Michael Spitzbart

SCHUTZ VOR KREBS

Das Immunsystem stärken und gezielt vorbeugen

Wie Sie mit Ernährung, Bewegung und Mentalhygiene vorbeugen und die Heilung unterstützen

SCORPIO

Dieses Buch enthält Links zu externen Webseiten Dritter, auf deren Inhalte der Scorpio Verlag keinen Einfluss hat. Deshalb können wir für diese fremden Inhalte auch keine Haftung übernehmen. Für die Inhalte der verlinkten Seiten ist stets der jeweilige Anbieter oder Betreiber der Seiten verantwortlich. Die verlinkten Seiten wurden zum Zeitpunkt der Verlinkung auf mögliche Rechtsverstöße überprüft, rechtswidrige Inhalte waren nicht erkennbar. Bei Bekanntwerden von Rechtsverletzungen werden wir derartige Links umgehend entfernen.

Wichtiger Hinweis:
Die Informationen und Ratschläge in diesem Buch wurden mit größter Sorgfalt von Autor und Verlag erarbeitet und geprüft. Alle Leserinnen und Leser sind jedoch aufgefordert, selbst zu entscheiden, ob und inwieweit sie die Anregungen in diesem Buch umsetzen wollen. Eine Haftung des Autors bzw. des Verlags für Personen-, Sach- oder Vermögensschäden ist ausgeschlossen.

MIX
Papier | Fördert gute Waldnutzung
FSC® C083411
www.fsc.org

Der Umwelt zuliebe
- produzieren wir zu über 90 % in Deutschland
- achten wir auf kurze Transportwege
- drucken wir auf Papier aus nachhaltiger Waldwirtschaft und anderen kontrollierten Quellen

9. Auflage 2025

Umschlaggestaltung und Umschlagmotiv: FAVORITBUERO, München
Umschlagillustration: Jayadi jayadi/shutterstock.com
Layout & Satz: Danai Afrati & Robert Gigler, München
Druck und Bindung: CPI, Leck
ISBN 978-3-95803-139-5

Ansprechpartner für Produktsicherheit
Europa Verlage GmbH
Monika Roleff
Johannisplatz 15, 81667 München
Tel.: +49 (0)89 18 94 733-0
E-Mail: info@europa-verlag.com
www.scorpio-verlag.de

INHALT

4. PSYCHONEUROIMMUNOLOGIE (PNI): WIE UNS STRESSMANAGEMENT, ENTSPANNUNG UND MENTALHYGIENE SCHÜTZEN 137

VORWORT

Wissen Sie, welche Fälle mich in der Medizin am meisten interessieren? Das sind die Krankheitsgeschichten von denjenigen Menschen, die sich *gegen* die Behandlungsmethoden der etablierten Medizin entschieden haben und *dennoch* genesen sind. Deren Fälle tauchen dann aber in keiner Statistik mehr auf. Doch: Sind sie gestorben, weil sie unvernünftigerweise die Behandlung verweigert haben, oder genießen sie entgegen aller Annahmen weiterhin ihr Leben? Darüber gibt es keine systematisch erfassten Berichte. Dass gerade in der Krebstherapie die seriöse Medizin viel zu schnell an ihre Grenzen stößt, beweisen die vielen Fälle, in denen trotz Maximaltherapie alle Anstrengungen umsonst sind.

Dennoch gibt es Hoffnung. Denn immer wieder gelingt es Patienten, dem Tod selbst in den hoffnungslosesten Fällen von der Schippe zu springen. Nur von denen erfährt die evidenzbasierte Medizin nichts. Aber können wir nicht gerade von diesen Patienten am meisten lernen? Von denen, die scheinbar irgendetwas anders und richtig gemacht haben?

Über einen dieser Fälle berichtet Dr. Bert Vogelstein, einer der berühmtesten Onkologen der Welt, tätig an der Johns-Hopkins-Universität in Baltimore. Als junger Assistenzarzt war er Teil eines Ärzteteams, das einen älteren Herrn wegen einer akuten Blinddarmentzündung operierte. Während der Notfalloperation stellte sich anhand alter Unterlagen heraus, dass dieser Patient 20 Jahre zuvor schon einmal im gleichen Krankenhaus auf dem OP-Tisch gelegen hatte – damals mit einem Krebs an der Bauchspeicheldrüse. Das ist so ziemlich das bösartigste Karzinom, das man sich vorstellen kann. Normalerweise überleben die Patienten das erste Jahr nach der Diagnose Pankreaskarzinom nicht – egal welche Therapie man anwendet. Dieser Patient war vor 20 Jahren nach der intraoperativ festgestellten Diagnose auch sofort als hoffnungsloser Fall wieder zugenäht worden. Das Ärzteteam untersuchte daraufhin den oberen Bauchraum – und fand an der Bauchspeicheldrüse einen abgekapselten Tumor.

Was hat dieser Patient anscheinend richtig gemacht – besser als es die Schulmedizin kann? Was können wir aus seinem Fall für all die anderen Patienten lernen, die nach dieser Diagnose innerhalb der nächsten Monate sterben?

Ich erinnere mich noch gut an einen Fall, als ich junger Assistenzarzt war. Damals hatten wir einen Patienten mit Hodentumor auf der Urologie, der zunächst der herkömmlichen Therapie, nämlich der chirurgischen Entfernung des erkrankten Hodens, unterzogen wurde. Danach sollten durch eine weitere Mammutoperation alle Lymphknoten des gesamten hinteren Bauchraums entfernt werden – retroperitoneale Lymphadenektomie heißt das auf Fachchinesisch. Da zieht sich das OP-Team vorher besser Kompressionsstrümpfe an, weil dieser Eingriff so lange dauert.

Doch dieser noch junge Patient hatte seine eigenen Vorstellungen. Gegen den ärztlichen Rat und auf eigene Verantwortung verließ er gegen Unterschrift das Krankenhaus. Damit erscheint er in keiner Studie und Nachuntersuchung mehr. Ich bin mir fast sicher, dass er irgendwo sein Leben genießt – ohne sich dieser großen und belastenden Operation unterzogen zu haben. Auf jeden Fall wünsche ich ihm das von Herzen. Auch ich möchte meine Patienten dazu ermutigen und befähigen, ihrem »inneren Arzt« zu vertrauen – ihren ureigenen Heilkräften und mentalen Ressourcen neben den vielen vorbeugenden und Akutmaßnahmen, die sie gegenüber einer der verbreitetsten Zivilisationskrankheiten unserer Zeit ergreifen können.

EINFÜHRUNG:

Sich wirksam gegen Krebs zu schützen ist möglich – mit ungeahnt positiven Nebenwirkungen

Krebs ist eine *der* Zivilisationskrankheiten unserer Zeit, geschürt durch schlechte Ernährungsgewohnheiten, Umweltgifte und vor allem durch Stress. Laut Einschätzung der Weltgesundheitsorganisation (WHO) werden die Krebsneuerkrankungen bis 2030 noch einmal um 70 Prozent steigen. Eines steht fest: Je älter wir werden, desto anfälliger werden wir dafür, dass sich eine Geschwulst bildet. Schließlich schlummert in uns allen Krebs. Wie alle lebenden Organismen produziert unser Körper täglich defekte Zellen, aus denen potenziell Tumore entstehen können. Das lehrt auch die Pathologie: Bei vielen Obduktionen von Verstorbenen findet man zuvor unerkannte Krebsnester, die zu Lebzeiten vom Körper in Schach gehalten wurden und nicht die Todesursache waren.

Unser hoffentlich intaktes Abwehrsystem spürt diese Zellen auf und hindert sie daran, sich auszubreiten – indem es sie vernichtet und regelrecht auffrisst. Ist unser Abwehrsystem jedoch dauerhaft etwa durch entsprechende Umwelteinflüsse oder Stress geschwächt, kann es passieren, dass es nicht mehr in der Lage ist, als Zell-Reparaturservice zu fungieren. Ebenso problematisch sind chronische Entzündungen. Sie deuten auf ein Ungleichgewicht hin und können unsere natürlichen Krebs-Killerzellen schwächen. Denn wenn das Immunsystem an mehreren Fronten gleichzeitig kämpfen muss, ist es irgendwann überfordert.

In den westlichen Ländern stirbt jeder vierte Mann und jede fünfte Frau an Krebs. Die Betroffenen hatten entweder eine entsprechende genetische Disposition, an Krebs zu erkranken, und/oder ihr körpereigenes Abwehrsystem konnte sie nicht ausreichend schützen. Dabei wissen wir inzwischen, dass die Vererbung eine viel kleinere bzw. andere Rolle spielt, als noch vor Jahren angenommen wurde. Das zeigt die Zwillingsforschung: Eineiige, also genetisch identische Zwillinge, die getrennt in unterschiedlichen Kulturen leben, entwickeln nur in den seltensten Fällen identische Krebserkrankungen. Es sind nämlich zu einem großen Teil unsere Umwelt, unser Verhalten und unsere Gefühle, die darüber entscheiden, welche – möglicherweise Krebs begünstigenden – Gene aktiv werden und welche nicht. Das Fachgebiet, das sich mit diesen Zusammenhängen beschäftigt, heißt Epigenetik.

Nach Einschätzung von Experten der Weltgesundheitsorganisation WHO könnte mindestens ein Drittel der Patienten vor Krebs bewahrt werden, wenn sie sich an die Empfehlungen (der WHO) für mehr Sport, Verzicht auf Zigaretten und vernünftigere Nahrung halten würden. Ein weiteres Drittel aller Krebsfälle könnte laut WHO gar geheilt werden. Das stimmt – es ginge aber noch viel mehr! Dazu müsste sich jedoch generell etwas ändern. Wissen Sie, was ich mir wünschen würde? (Gesundheits-)Politiker mit Visionen für die Menschen und nicht für die Industrie. In Berlin stehen nämlich 2000 bestens geschulte Pharmalobbyisten Politikern ohne jegliches medizinische Grundverständnis gegenüber. Hier werden enge Kontakte gepflegt sowie Meinungen gemacht, und die Lobbyisten haben Schreibtische praktischerweise direkt in den Ministerien. Selbst wenn Politiker mit hehren Zielen antreten, greift irgendwann die Gehirnwäsche der Industrie. Ein kleines Beispiel dafür am Rande, wie unsere Volksinteressen verkauft werden: Drei Viertel aller EU-Bürger haben sich *gegen* die Genmanipulation in unserer Nahrung ausgesprochen. Und wofür stimmen unsere Volksvertreter in Brüssel? Natürlich *dafür,* da das Volk in ihren Augen zu dumm ist, um zu wissen, was besser für das Gemeinwohl ist. Die Entscheidungen werden nämlich nicht an der Wahlurne getroffen, sondern hinter verschlossenen Türen, wo zum Teil noch nicht einmal die Politik mit am Tisch sitzt. Die ist dann nur noch ausführendes Organ. Der Industrie ist völlig egal, wer unter ihr regiert, und wenn Wahlen etwas daran ändern würden, wären sie schon längst abgeschafft worden.

Wenn wir erkennen, wie Krebs entsteht und wie wir ihn viel einfacher als geglaubt verhindern oder bekämpfen können, steigern wir nicht nur unser Wohlbefinden und unsere Freude am Leben, sondern schaffen dauerhaft einen starken Schutzschild gegen diese zunehmende Zivilisationskrankheit. Daher sollten für jeden von uns – so selbstverständlich wie wir jeden Morgen frühstücken oder uns die Zähne putzen – die in diesem Buch beschriebenen, einfach umzusetzenden Krebsschutzmittel an der Tagesordnung sein.

Es ist mein Anliegen, in meiner ärztlichen Tätigkeit weniger einzelne Erkrankungen, Symptome oder Organe zu behandeln, sondern den jeweiligen Menschen in seiner Ganzheit so stark zu machen, dass er hoffentlich mit allen Krankheiten fertigwird. Bei einer optimierten Gesundheit haben es nämlich alle Krankheiten schwer. Auch Krebs. Ich weiß, dass dieses Thema heikel ist und man damit schnell ins Visier der »seriösen« Schulmedizin gerät, gerade wenn man Wege geht, die den etablierten Ärzten fremd sind. Besonders dann, wenn ebenso billige wie einfache Maßnahmen Milliardenausgaben im Gesundheitssystem plötzlich in Frage stellen würden. Die Forschung geht nämlich nicht der Frage nach, wie Krebs am besten zu verhindern ist – sondern wie man ihn möglichst kostspielig behandeln kann.

Wobei die Verbesserungen in der Krebstherapie der letzten Jahre mehr als bescheiden sind. Häufig werden nur die selbst erzeugten Nebenwirkungen reduziert – nicht aber das Leben verlängert.

Da ich mit meiner Methode, die Abwehrkräfte des Körpers mit natürlichen Mitteln zu stärken, immense Erfolge erziele, möchte ich in diesem Buch erklären, wie sie funktioniert. Basierend auf meinen Erfahrungen und auch immer wieder anhand des aktuellen Forschungsstands. (Die eingestreuten Studien sollen aber nur zeigen, dass ich kein einsamer, schrulliger Rufer in der Wüste bin, sondern dass sich auch Teile der Schulmedizin zumindest langsam in diese Richtung bewegen. Ich bin aber nicht beleidigt, wenn Sie diese etwas langweiligen Absätze lediglich überfliegen und sich nur die Essenz aus diesem Buch herausziehen.)

Das erste Kapitel beschäftigt sich mit der Entstehung von Krebs, um Ihnen zu zeigen, wo die Ursachen dieser Krankheit liegen, bei der viele denken, sie wären ihr hilflos ausgeliefert. In Kapitel 2 und 3 geht es darum, was Sie vorbeugend bzw. nachsorgend tun können, um Ihr Immunsystem zu stärken. Allem voran mit der richtigen Ernährung, in die Sie auch gezielt Nahrungsmittel einbauen können, die durch entsprechende Inhaltsstoffe einen wirkungsvollen Krebsschutzschild darstellen. Daneben ist Bewegung und damit die Sauerstoffversorgung des Körpers ein wichtiges Thema. Außerdem sollten Sie bestimmte Schadstoffe meiden und für ausreichende Entspannung sorgen. Wie stark Ihre Gedanken und damit Ihre Gefühle und Ihr Körper zusammenspielen und dadurch die Gesundheit beeinflussen, beschreibe ich dann im vierten und abschließenden Kapitel eingehend. Denn die sogenannte Psychoneuroimmunologie (PNI), ein verhältnismäßig neuer Wissenschaftszweig, hat festgestellt, dass Gehirn und Immunsystem direkt miteinander kommunizieren. Das eröffnet uns eine weitere großartige Möglichkeit, wirkungsvoll gegen Krebs vorzugehen und viel stärker noch als früher die eigenen Selbstheilungskräfte zu aktivieren.

Anmerkung: Ich rate meinen Patienten grundsätzlich nicht von einer herkömmlichen Behandlung ab. Wenn es ernst wird, sollte man alle Register ziehen. Wenn Sie sich allerdings aus welchen Gründen auch immer gegen eine Chemo entscheiden, haben Sie mit mir einen engen Verbündeten an Ihrer Seite.

Ich wünsche Ihnen viel Anregung und gute Gedanken beim Lesen. Krebs muss – wie Sie sehen werden – kein Todesurteil sein, und jeder kann vorbauen und damit die Weichen für ein gesünderes, glücklicheres und erfüllteres Leben stellen. Auch bereits Betroffene haben eine Chance. Glauben Sie mir. Und vor allem sich!

Ihr
Michael Spitzbart

1.
KREBS – EINE KOMPLEXE ERKRANKUNG

Keine Diagnose ist für Patienten erschütternder, vor keiner Krankheit haben Menschen mehr Angst als vor Krebs. Auch wenn die Überlebenschancen durch Früherkennungsscreenings und individuelle Therapieansätze steigen, fühlen sich viele allein bei dem Gedanken an diese komplexe Krankheit ausgeliefert und ohnmächtig. Unwillkürlich steigen in ihnen Bilder von unkontrollierbaren Zellen auf, von langwierigen Klinikaufenthalten und kräftezehrenden Chemotherapien.

Dabei ist Krebs keine Erkrankung der Neuzeit: Bereits seit der Antike erkranken Menschen an Krebs, und kein Geringerer als der berühmte griechische Arzt Hippokrates gab ihr den Namen »karkinoma«. Denn er stellte fest, dass die zur Geschwulst hinführenden Blutgefäße oftmals die Form von Krabben- oder Krebsbeinen aufwiesen. Doch immer ist die Krankheit heimtückisch, und immer mehr Menschen erhalten im Laufe ihres Lebens die unheilvolle Diagnose. Jeder zweite Deutsche ist davon betroffen und rund jeder vierte Mann und jede fünfte Frau stirbt an den Folgen.[1] Das wollen wir ändern!

Krebs – der Tribut an die Postmoderne

Der Zuwachs an Krebsfällen ist definitiv ein Zeichen unserer Zeit. Er ist sozusagen ein gesundheitlicher Spiegel unserer Lebensweise. Erst nach dem Zweiten Weltkrieg stieg die Krebsrate stetig an. In einigen Industrieländern wie etwa in den USA hat sie sich in den vergangenen zwanzig Jahren verdoppelt, in Deutschland seit 1970. Dieser Anstieg lässt sich nicht allein dadurch erklären, dass die Zahl der Bevölkerung bzw. die Lebenserwartung gestiegen ist. Nein. Denn besonders bei Kindern und Jugendlichen verzeichnet die Statistik in den letzten Jahrzehnten starke Wachstumsraten. Ob das mit dem immens steigenden Zuckerkonsum zusammenhängt?

Natürlich sind in den letzten Jahren die Therapieformen gegen Krebs individueller und effektiver geworden, was zur Folge hat, dass die Hälfte aller Krebspatienten in Deutschland inzwischen mit den zur Verfügung stehenden Methoden geheilt werden kann. Dennoch nimmt die Zahl der Neuerkrankungen deutlich zu und wird die Medizin in den nächsten Jahrzehnten vor große Herausforderungen stellen: Erkranken zurzeit 14 Millionen Menschen jährlich neu an einem Tumor, insbesondere an einem Lungenkarzinom (1,8 Millionen), an Brustkrebs (1,7 Millionen) und an Darmkrebs (1,4 Millionen), sieht laut dem aktuellen Weltkrebsbericht der WHO von 2014 die Zukunft noch weniger rosig aus: Bis 2030 soll sich die Zahl der Krebserkrankten verdoppeln und die Todesrate laut den Prognosen auf 13 Millionen Menschen jährlich ansteigen.[2]

Die unterschiedlichen Krebsarten treten nicht überall gleich häufig auf. Ein Blick auf die Krebs-Weltkarten der WHO zeigt, wie viele Menschen in einem Land bzw. Kontinent an welchem Karzinom pro Jahr sterben. Tatsächlich gibt es bei bestimmten Krebsarten ein klares Gefälle zwischen asiatischen, afrikanischen und südamerikanischen Ländern im Vergleich zu den Industrienationen. Luftröhrenkrebs und Bronchialkrebs kommen zum Beispiel in Afrika und Südamerika deutlich seltener vor, dafür treten Prostata- und Gebärmutterhalskrebs, aber auch Mund-, Magen- oder Haut- sowie Blasenkrebs wesentlich häufiger auf als in unseren Breitengraden. Auffällig ist auch, dass in Asien deutlich weniger Darm-, Pankreas-, Brust-, Eierstock- oder Gebärmutterkrebserkrankungen vorkommen.

Je nach Land und Kultur unterschiedliche Lebens- und Ernährungsgewohnheiten, Stressfaktoren, Hygienestandards, Umwelteinflüsse und Medikation haben also offenbar großen Einfluss darauf, ob sich bestimmte Krebserkrankungen ausbreiten oder nicht. Das sollte uns aufhorchen lassen: Denn diese Statistiken sprechen in meinen Augen eine weit klarere Sprache als wissenschaftliche Studien. Während sich beispielsweise Asiaten stärker von Gemüse, Reis und Geflügel ernähren, stehen in Industrienationen eher Schweine- und Kalbfleisch mit Kartoffeln auf dem Speiseplan. Außerdem finden sich in der asiatischen Küche mehr antikarzinogene Lebensmittel wie Kurkuma, Ingwer, Shiitake-Pilze oder grüner Tee. Das scheint einen Einfluss auf das Auftreten bestimmter Krebserkrankungen zu haben. Und dass etwa Lungenkrebs in vielen Ländern sprunghaft zugenommen hat, liegt eindeutig am steigenden Tabakkonsum, ebenso wie an der Feinstaubproblematik, ausgelöst durch den Verkehr in den Städten und die allgemeine Luftverschmutzung. Statistisch gesehen existieren zahlreiche weitere Faktoren, die darauf Einfluss nehmen, ob ein Mensch an Krebs erkrankt. Dazu gehören unter anderem das Lebensalter, das Geschlecht und der Wohnort. Das Ursachenspektrum reicht von »eindeutig nachweisbar« bis »höchst spekulativ«.

Eine frohe Botschaft am Rande: Nur 10 Prozent der Primärtumore, also der ursprünglichen Krebsgeschwulste, führen zum Tod. In 90 Prozent der Fälle sind es die an anderen Stellen des Körpers gebildeten Tochtergeschwulste, die Metastasen. Und genau hier setzen wir an, indem wir den Primärtumor aushungern und die Metastasierung verhindern.

Die Schulmedizin weiß: Tumorstammzellen – die gefährlichsten Zellen im Tumor, die auch die Metastasierung vorantreiben – sind gegen Chemotherapie und Bestrahlung ziemlich immun, die schulmedizinischen Therapien lassen diese Zellen kalt. Ist das der Grund, warum der wirkliche Durchbruch in der Krebstherapie einfach nicht gelingen will? Weil wir immer weiter nach immer teureren Substanzen suchen, die den Stammzellen aber nichts anhaben können?

Dabei wäre es so einfach, einen zentralen Schwachpunkt auszunützen, den alle Tumorzellen – auch die Stammzellen – gemeinsam haben.

Die Schuldfrage nach der Krebsdiagnose

Viele meiner Patienten plagen Schuldgefühle. Nach einer Krebsdiagnose fragen sie sich: »Was habe ich falsch gemacht? Woran liegt es, dass ausgerechnet ich Krebs bekommen habe?« Letztendlich trägt ein Zusammenspiel vieler unterschiedlicher und sehr vielfältiger Faktoren dazu bei, ob wir an Krebs erkranken oder nicht. Doch wir sind ihm nicht ausgeliefert, wie ich in Kapitel 3 noch sehr ausführlich beschreiben werde.

Aus Angst, ihre genetische Vorbelastung könnte zum Risiko werden, gehen manche Menschen extreme Wege. Etwa die US-amerikanische Schauspielerin Angelina Jolie. Sie ließ sich präventiv beide Brüste abnehmen, weil ihre Mutter an einem extrem bösartigen Brustkrebs gestorben war. Und auch sie trägt eines der sogenannten »Brustkrebsgene« in sich, die zusätzlich ein erhöhtes Risiko mit sich bringen, an Eierstockkrebs zu erkranken. Das BRCA1- und das BRCA2-Gen sind die bekanntesten Brustkrebsgene neben »RAD51C« und »PALB2«. Zwischen 5 und 10 Prozent aller Brustkrebspatientinnen in Deutschland haben eine solche Genveränderung, vermutet das Deutsche Krebsforschungsinstitut. Und bis zu 75 Prozent dieser Genträgerinnen erkranken vor ihrem 70. Lebensjahr.

Solche Veränderungen des Erbmaterials werden als Keimbahnmutationen bezeichnet. Fehler im genetischen Bauplan der Zellen spielen zwar bei allen Tumoren eine Rolle. Aber um auch vererbt zu werden, muss eine genetische Veränderung nicht nur in den Tumorzellen geschehen sein, sondern in allen Zellen des Körpers – auch in den Ei- oder Samenzellen. Erst dann geben betroffene Eltern diese Vorbelastung an ihre Kinder weiter. Doch dank der Epigenetik, der Erforschung der Faktoren, die die Aktivität eines Gens und damit die Entwicklung einer Zelle festlegen, wissen wir, dass wir es zu einem großen Teil selbst in Händen haben, durch eine entsprechende Lebensweise Krankheiten zu vermeiden. Das ist mittlerweile wissenschaftlich erwiesen.

Krebsfaktor Umwelt

Nicht nur die Gene geben Mutationen weiter, auch unser Lebensumfeld und die Umweltbedingungen setzen unseren Körperzellen zu. Zum Beispiel der Einsatz von Pestiziden in der Landwirtschaft, der Gebrauch von Plastikflaschen, die Arbeit mit giftigen Stoffen oder auch die Strahlenbelastung durch Handys oder Atommüll – über die langfristigen Schäden bestimmter Stoffe und Strahlen werden wir erst in Jahrzehnten Bescheid wissen. Die International Agency for Research on Cancer veröffentlicht eine stetig aktualisierte Liste aller bisher bekannten Karzinogene: Rund 17 Seiten umfasst die Exceltabelle in kleiner Schriftgröße. Unter den 120 Chemikalien, die als »nachweislich krebserregend« gelten, finden sich beispielsweise Formaldehyd oder Benzol, die in vielen Produkten des täglichen Gebrauchs enthalten sind (z.B. als Konservierungsmittel in Kosmetika). Weitere 350 Stoffe werden als »möglicherweise krebserregend« eingestuft. Dazu kommt beispielsweise der Einsatz von Hormonen in der Massentierhaltung.

Neueste Analysen der Krebsregisterdaten aus 69 Ländern deuten zudem darauf hin, dass neben diesen Faktoren ein nicht unerheblicher Prozentsatz der Krebserkrankungen schlicht auf zufällige Fehler bei der Teilung von Stammzellen zurückzuführen ist. Besonders Gehirn- oder Knochentumore sollen mit über 90-prozentiger Wahrscheinlichkeit eine Folge zufälliger Mutationen sein.[3] Dies bedeutet aber keineswegs, dass Krebserkrankungen vollkommen nach dem Zufallsprinzip entstehen: Ungefähr ein Drittel aller Tumore sind durch gesundheitsfördernde Maßnahmen vermeidbar.

Das Thema »Krebs« ist komplex. Das lässt sich schon an der Tatsache erkennen, dass die Medizin mehr als 200 verschiedene Krebsarten kennt, die sich höchst unterschiedlich entwickeln. Genauso wenig gibt es *den* einen Auslöser, der aus einer funktionierenden Zelle plötzlich eine Tumorzelle macht.

Eine Vielzahl möglicher Ursachen kann im Sinne eines Dominoeffekts einen mehrstufigen Prozess in der Zellentwicklung und Zellteilung auslösen, der oftmals über Jahrzehnte hinweg für die Entstehung eines bösartigen Tumors verantwortlich ist.

Eine große Rolle spielt dabei, ob unsere körpereigenen »Verteidigungssysteme« in der Lage sind, Tumorzellen auszuschalten, bzw. ab wann das Immunsystem damit überfordert ist, einen Tumor in Schach zu halten.

Unser Körper – ein Wunder der Zellerneuerung

Täglich leistet unser Körper im Verborgenen Unfassbares, um unsere Gesundheit und unser Leben zu erhalten. Um zu verstehen, warum wir nicht alle irgendwann an Krebs erkranken, müssen wir in die Mikroebene eintauchen. Der kleinste Grundbaustein aller Lebewesen ist die Zelle, von denen jeder Mensch ca. 100 Billionen besitzt. Würde man sie wie Perlen auf eine Kette fädeln, würde diese 60-mal um den Erdball reichen.

Je nach »Bestimmung« der individuellen Zelle erledigen sie unterschiedliche Aufgaben – von existenziellen Grundfunktionen wie Stoffwechsel, Wachstum, Bewegung, Vermehrung und Vererbung bis hin zum hochspezialisierten Killerkommando. Die Klaviatur reicht vom Leben bis zum Tod. In jeder Sekunde sterben etwa 50 Millionen Zellen in unserem Körper, und zeitgleich entstehen ungefähr genauso viele neue Zellen. Dabei haben die Zellen je nach Spezialisierung auch eine unterschiedliche Lebenszeit: Während die Hautzellen unserer Lippen gerade mal zwei Wochen leben, bevor sie erneuert werden, bestehen

Knochenzellen über Jahre hinweg.[4] Über die Jahrzehnte hinweg nimmt die Gesamtanzahl der Zellen allerdings ab: Dies ist das untrügliche Zeichen des Alterns.

Ein schwedisch-amerikanisches Forschungsteam um Jonas Frisén vom Stockholmer Karolinska-Institut fand heraus, dass unser Körper zwischen sieben und zehn Jahre braucht, um sich auf Zellebene komplett zu erneuern. Davon ausgeschlossen sind nur die Zellen der Augenlinse, die Eizellen und die Nervenzellen der Großhirnrinde; sie begleiten uns von der Geburt an bis zum Tod. Spannend ist: Wenn wir wissen, wie sich bestimmte Organe in welchem Rhythmus erneuern, können wir daraus Rückschlüsse auf die zeitliche Entwicklung von Krankheiten wie Krebs ziehen, die aus entarteten Zellen entstehen.

Kraftwerk »Zelle«

Unser Körper befindet sich also permanent im Ab- und Wiederaufbau, ein Zyklus, der von der Geburt an bis zu unserem Lebensende bestehen bleibt. Wie kann es nun passieren, dass dieser Kreislauf so durcheinandergerät, dass sich zerstörerische Zellen vermehren können? Der Kern (Nucleus) jeder Zelle beinhaltet die DNA mit den Chromosomen und variiert je nach Zelltyp in Größe und Form. Wie in einem Tresor ist die genetische Information quasi als Bauplan des Organismus in jedem Zellkern hinterlegt. Dabei bildet die DNA ein Makromolekül bestehend aus den sogenannten Nukleinsäuren, die wiederum aus einzelnen Nukleotiden zusammengesetzt sind. Neben ihrer Aufgabe als Informationsspeicher können Nukleinsäuren auch als Signalüberträger dienen oder biochemische Reaktionen katalysieren. Sie steuern praktisch die Entwicklung und das Wachstum eines Menschen aus Billionen Zellen, die ganz unterschiedliche Aufgaben besitzen und im »Organismus Mensch« perfekt aufeinander abgestimmt sind und miteinander funktionieren.

Bei Tumorzellen sind nicht nur die Baupläne verändert, auch die Signalübertragung funktioniert nicht mehr, die Zellkommunikation ist sozusagen gestört.

Bollwerk Immunsystem

Das Immunsystem ist unsere Abwehrwaffe gegen Eindringlinge wie Bakterien, Viren oder andere Mikroorganismen. Es eliminiert schädliche Substanzen und zerstört schadhafte Körperzellen. Unsere körpereigene Abwehr ist eine hochkomplexe Funktionseinheit, in die Organe wie die Milz, die Thymusdrüse, das Knochenmark oder die Schleimhäute im Darm oder im Mund-Rachen-Raum mitsamt der Mandeln involviert sind. Dazu gehören auch eine ganze Reihe von Immunzelltypen, die alle unterschiedliche Aufgaben haben: beispielsweise die T-Gedächtniszellen als Datenspeicher für bereits abgeschlossene Infektionen; die B-Lymphozyten zur Bildung von Antikörpern; oder auch die Makrophagen, die als »Müllmänner« des Immunsystems durch unseren Körper wandern und deshalb auch Riesenfresszellen genannt werden. Ebenfalls zu dieser Immungarde gehören die NK-Zellen, die natürlichen Killerzellen. Sie sind Teil des angeborenen Immunsystems und erkennen Tumorzellen nicht nur, sondern können sie auch vernichten. Gemeinsam sind diese Zellen in den Blutgefäßen unterwegs, in unseren Lymphbahnen und im Körpergewebe. Meldet das System etwas als »körperfremd« oder als »kaputt« oder »beschädigt«, ruft das ein ausgeklügeltes Zusammenspiel zwischen den Immunzellen auf den Plan. Sie kommunizieren über Botenstoffe miteinander und schütten zum Teil sogenannte Immunmodulatoren und Zytokine aus, um etwa weitere Abwehrzellen als Verstärkung herbeizurufen. Genau diesen Mechanismus machen sich Tumorzellen zunutze.

Krebszellen in Schach halten

Jeder Mensch hat in seinem Körper Krebszellen. Die Evolution hat uns jedoch mit den oben beschriebenen hervorragend funktionierenden und in unserer DNA angelegten Abwehrmechanismen ausgestattet. Anderenfalls könnten wir der krankmachenden Flut ungesunder Umwelteinflüsse wohl kaum die Stirn bieten und würden nur ein paar Jahre überleben.

Bei Krebspatienten sind zwei Gruppen von Genen häufig verändert, die die Bauanleitungen für Proteine enthalten, welche das Wachstum von Zellen kontrollieren. Onkogene (griechisch: *onkos* = Anschwellung, Geschwulst) fördern das ungehemmte Zellwachstum, während Tumorsuppressorgene das Gegenteil tun: Sie sorgen dafür, dass in der Zelle Proteine gebildet werden, die die Zellteilung unterdrücken, zum Beispiel das sogenannte Protein p53. Es bestimmt, ob sich eine Zelle teilt oder nicht. Voraussetzung für sein »Go!« ist der intakte Zustand der jeweiligen teilungswilligen Zelle. Ist ihre Erbsubstanz geschädigt, aktiviert das Protein p53 ein biochemisches Programm, das dafür sorgt, dass die Zelle sich nicht teilt, sondern sich selbst zerstört. Diese Harakiri-Maßnahme nennt sich fachsprachlich Apoptose. Die geschädigte Zelle zerstört sich lieber selbst, als Defekte an Tochterzellen weiterzugeben. Das Gen, das für die Herstellung von Protein p53 in der Zelle sorgt, ist damit quasi der Hüter und Wahrer unserer Erbinformationen. Funktioniert das zelluläre Selbstmordprogramm nicht mehr, kann sich aus der defekten Zelle ein mutierter Selbstläufer entwickeln, der sich jeglicher körperlichen Kontrolle entzieht.

Das harmonische und hochdifferenzierte Zusammenspiel gesunder Zellen ist bei einer Krebserkrankung nachhaltig gestört, davon war schon der Pathologe Rudolf Virchow (1821–1902) überzeugt. Ist erst einmal eine Krebszelle entstanden, entwickelt sie ein geradezu asoziales Dasein, indem sie die Kommunikation mit anderen Zellen blockiert und deren Signale ignoriert. Stattdessen folgt sie ihrem eigenen Plan. Gesunde Zellen teilen sich nur so oft, wie es ihnen ihr Bauplan vorschreibt, um sich dann entsprechend ihrer Funktion im Körper weiter zu spezialisieren.

Krebszellen haben sich von dieser biologischen Bestimmung und dem vorgegebenen Muster gelöst. Sie vermehren sich unablässig weiter, ohne von den Nachbarzellen Notiz zu nehmen. Verliert eine gesunde Zelle die Haftung und den Kontakt zum umliegenden Gewebe, stellt sie sofort die Zellteilung ein. Bei einer Krebszelle ist die Oberfläche aber bereits derart verändert, dass sie die sie umgebenden Zellverbände nicht zwingend benötigt, um sich zu teilen. So kann sie sich vollständig daraus lösen und sich auch an anderen Stellen im Körper vermehren – was die Metastasenbildung erklärt.

Krebszellen sind leider wahre Kraftmaschinen. Sie können innerhalb kürzester Zeit »wuchern« und große Mengen an Gewebe bilden, wobei sie gesundes Gewebe zerstören, um sich weiter auszubreiten. Nach nur 30 Teilungen sind so aus einer einzigen Krebszelle 500 Millionen neuer Zellen entstanden, die rund einem Gramm neuem Gewebe entsprechen. Und dazu brauchen sie viel Energie.

Allen Krebszellen gemeinsam ist ein gestörter Energiestoffwechsel – und genau hier setzen wir an! Der Biochemiker und Nobelpreisträger Otto Heinrich Warburg (1883–1970) fand heraus, dass der Stoffwechsel der Krebszelle ungewöhnlich hohe Milchsäurewerte aufweist (ein typisches Produkt der Gärung), was ein *universelles Krankheitsmerkmal* von Krebs ist, und stellte damit seine Hypothese zur Entstehung der Krankheit auf. Warburg vertrat die Ansicht, dass Krebszellen ihre notwendige Energie aus der anaeroben Vergärung (Milchsäuregärung) von Zucker gewinnen (Glykolyse) und dass Sauerstoff nicht unbedingt für ihr Wachstum notwendig sei. Die hauptsächliche Ursache von Krebs ist damit eine Störung der Funktion der Mitochondrien, der Energiekraftwerke, in den mutierten Zellen: *Krebszellen vergären Zucker hauptsächlich, statt ihn – wie gesunde Zellen – mithilfe von Sauerstoff zu verbrennen.* Forschungen von Mikrobiologen der Universität Jena[5] unterstützen die Warburg-Hypothese. Das Team bewies, dass bei Versuchstieren, die eine Form von Dickdarmkrebs hatten, das Tumorwachstum gehemmt wurde, wenn in den Mitochondrien Zucker mithilfe von Sauerstoff (aerob) verbrannt und nicht vergoren wurde. In einem zweiten Versuch forcierten die Wissenschaftler die anaerobe (also ohne Sauerstoff stattfindende) Vergärung des Traubenzuckers und stellten danach umgekehrt ein vermehrtes Tumorwachstum fest. Ähnliche Ergebnisse konnte eine Mannheimer Forschergruppe erzielen. Bis heute wurde diese Hypothese weder eindeutig bestätigt noch widerlegt. Doch wer sollte ein Interesse haben, diese Untersuchungen voranzutreiben? Die Zuckerindustrie? Oder die öffentliche Hand?

In jedem Fall zeigen Studien immer wieder, dass Sportler, die eine hohe Stoffwechselaktivität der Mitochondrien aufweisen, deutlich seltener Tumore entwickeln als Nichtsportler (und wie wichtig es ist, essenzielle Fette und Öle aufzunehmen, weil diese in hohem Maße Sauerstoff aufnehmen können).[6]

Je aktiver unsere Immunzellen, desto weniger Chancen hat ein Karzinom

Der Wissenschaftler Zheng Cui, Professor für Biologie an der Wake Forest University in North Carolina, stieß bei Experimenten zum Stoffwechsel von Fettsäuren auf ein besonderes Phänomen. Er injizierte Mäusen eine sehr aggressive Form von Tumorzellen. Außer einer einzigen Maus lebte keine länger als ein oder zwei Monate. Diese besondere Maus erhielt in der Krebsforschung den Namen »Mighty Mouse«, übersetzt »mächtige Maus«, weil sie dem Tumor trotzte. Auf welche

Weise gelang ihr das? Ihr Immunsystem war vollständig mobilisiert, und sie bildete eine Art »Resistenz« gegen die Tumorzellen. Diesen Schutzschild gab sie teilweise sogar an ihre Nachkommen weiter. Interessant war außerdem, dass sich bei den Tierversuchen mit den Mäusekindern zeigte, dass sie, wenn sie älter wurden, doch einen Tumor entwickelten: weil ab einem gewissen Alter die Abwehrkraft nachließ. Aber wenige Wochen später aktivierte der Tumor das Immunsystem so stark, dass er innerhalb kurzer Zeit nicht mehr vorhanden war. Es handelte sich um eine spontane Rückbildung des Krebsgeschwürs, die durch die besonders aktiven Immunzellen dieser Mäuse ausgelöst worden war. Innerhalb von wenigen Wochen waren die Tumorzellen nicht mehr im Körper der Mäuse nachzuweisen.[7]

Ein besonderes Augenmerk bei der immunologischen Abwehr von Tumorzellen liegt auf den sogenannten NK-Zellen, den natürlichen Killerzellen. Sie müssen erst gar nicht durch eine Immunantwort auf einen Erreger aktiviert werden, sondern gehen den Feind direkt an. Dieses Phänomen konnte auch beim Menschen erforscht werden, unter anderem bei Tumorzellen in Lungen- und Brustgewebe, in der Prostata oder im Darm. Erkennt eine NK-Zelle eine Tumorzelle, dann gibt sie ein Signal und es strömen weitere NK-Zellen herbei. Sie sind mit einer Art Chemiewaffenarsenal ausgestattet, um erst die Tumorzellwände zu durchbrechen und diese dann von innen heraus zu zerstören, indem sie das Selbstmordprogramm der Zelle aktivieren. Riesenfresszellen erledigen den Rest und beseitigen die Überreste.

Mehrere Studien haben seit den 1990er-Jahren belegt, wie wichtig ein intaktes Immunsystem ist, um die Entstehung von Krebs zu verhindern. Die Wissenschaftler beobachteten dabei immer wieder:

Je schlechter die NK-Zellen und weißen Blutkörperchen in einem Organismus funktionieren und arbeiten, desto schneller kann sich ein Karzinom entwickeln und ausbreiten.

In Tierversuchen war ein funktionierendes Immunsystem in der Lage, schlafende Tumore in Schach zu halten. Sie fingen erst an zu wachsen, als das Immunsystem geschwächt war.[8]

Chronische Entzündungen: Wie Krebs das Reparatursystem des Körpers ausnutzt

Was tun wir, wenn wir mit dem Auto liegen bleiben und verletzt sind? Wir rufen Hilfe, in diesem Fall den Krankenwagen und den ADAC. Der Körper macht das nicht anders. Egal, ob ein Schnupfenvirus die Nasenschleimhaut angreift oder ob wir uns die Hand an einem zu heißen Topf verbrannt haben, unsere Blutplättchen werden sofort aktiv und scharen sich um die verletzte oder angegriffene Körperstelle. Es kommt dort zu einer Rötung. Die Blutplättchen geben nun einen Stoff frei, der die weißen Blutkörperchen in der Umgebung in Bereitschaft versetzt. Diese wiederum produzieren ebenfalls eine Menge unterschiedlicher Botenstoffe, um Reparaturvorgänge einzuleiten. Zunächst werden die kleinen Blutbahnen an der betroffenen Stelle erweitert, das Gewebe wird durchlässiger. Sauerstoff, Nährstoffe und weitere Immunzellen gelangen schneller zum Ort der Verletzung bzw. der infizierten Stelle. Wir erkennen diesen Vorgang anhand einer Schwellung: Beim Schnupfen schwillt die Nasenschleimhaut an, und wir bekommen schlechter Luft. Oder wir bemerken an einer verletzten Hautstelle eine gerötete und warme Erhebung. Es braucht einige Zeit, um die

Körperstelle zu reparieren und auszubessern. Ist die Arbeit erledigt, kehren die Immunzellen wieder in den Ruhezustand zurück, das kranke oder verletzte Gewebe ist verschwunden und ersetzt.

Genau diesen essenziell wichtigen Reparaturablauf machen sich tückischerweise auch Krebszellen zunutze, indem sie selbst Entzündungsenzyme – Cytokine, Prostaglandine und Leukotriene – produzieren. Diese Scheinentzündung setzt die natürlichen Reparaturmechanismen in Gang. Dadurch, dass die Krebszelle beständig Entzündungsstoffe absondert, werden die Immunzellen unablässig zum Einsatz gerufen und damit in die Irre geführt und missbraucht: nämlich zur Versorgung der Krebszellen, damit diese sich vermehren können. Besonders gute Wachstumsbedingungen haben Tumore daher in Körperbereichen, in denen bereits eine chronische Entzündung besteht.[9] Daher gilt:

> Menschen mit chronischen Entzündungen weisen ein erhöhtes Krebsrisiko auf.

Harold Dvorak, Professor für Pathologie an der Harvard Medical School, stellte fest: Jede sechste Krebserkrankung geht mit einer chronischen Entzündung einher. Das betrifft auch Autoimmunerkrankungen, bei denen der Körper eigenes Gewebe fälschlicherweise als »fremd« identifiziert und mittels einer Entzündungsreaktion bekämpft: beispielsweise Morbus Crohn, eine chronische Darmentzündung, die das Risiko für Darmkrebs erhöht. Die Entzündung versorgt nicht nur den Krebs mit weiterer Nahrung, sondern hemmt auch die Apoptose, also den regulierten Zellsuizid. Die defekten Krebszellen zerstören sich nicht mehr selbst, der Tumor kann ungehindert wachsen.

Aktuelle Studien zeigen, dass ein Zusammenhang zwischen Entzündungsstärke und Aggressivität des Tumors besteht. Die Entzündungsstoffe eines Tumors lassen sogar Rückschlüsse darauf zu, wie lange ein Patient mit herkömmlicher Behandlung (Operation, Bestrahlung, Chemotherapie) noch zu leben hat. Das wiederum bietet neue Chancen für die Krebstherapie. Nimmt man den Krebszellen den fruchtbaren Nährboden einer Entzündung, hat er weniger Möglichkeiten, zu wachsen und Metastasen zu bilden. Inzwischen wird im Anfangsstadium des weißen Hautkrebses die betroffene Hautpartie mit Salben behandelt, die den entzündungshemmenden Wirkstoff Diclofenac beinhalten. Dieser kommt normalerweise bei Patienten mit Gelenkentzündungen zum Einsatz. Forscher der Universität Freiburg haben darüber hinaus vor einigen Jahren ein neues krebshemmendes Gen entdeckt. Es wird durch die Einnahme von entzündungshemmenden Medikamenten aktiviert und stoppt das Wachstum von Darmtumoren und die Bildung von Metastasen.[10] Doch auch durch die in Kapitel 3 und 4 dieses Buches beschriebenen Maßnahmen lässt sich eine Entzündung in Schach halten, und zwar ohne Medikamente.

Krebszellen profitieren also nicht nur von vorhandenen Entzündungen und scheiden selbst auch giftige Stoffe aus, um so eine Entzündung im umliegenden Gewebe zu provozieren, sie tricksen auch langfristig die Immunzellen aus. Eine Überproduktion an Entzündungsstoffen kann nämlich weiße Blutkörperchen und NK-Zellen neutralisieren, sodass sie ab einem bestimmten Punkt die Tumorzellen gar nicht mehr angreifen und blind für sie werden. Damit steht dem ungehemmten Wachstum eines Tumors nichts mehr im Wege. Erreichen Tumorzellen über die Blutbahn die Lymphknoten, können sie sich als Metastasen im ganzen Körper ausbreiten.[11]

Tumorauslösende Viren und Bakterien – schlafende Killer

Chronische Entzündungen als Nährboden für Krebszellen können auch durch Viren entstehen, die nach der Ansteckung unerkannt im Körper verweilen. Inzwischen kennt man eine ganze Reihe von Virenstämmen, bei denen als Spätfolge eine Tumorerkrankung auftreten kann. Das Tückische ist, dass die Betroffenen meist die Virusinfektion gar nicht bemerken. Der Infektionsherd schwelt lange Zeit im Verborgenen, oft ganz ohne Symptome. Heute weiß man, dass es zum Teil mehr als 30 Jahre dauern kann, bis aufgrund einer solchen Virusinfektion ein bösartiger Tumor auftritt.

Inzwischen ist erwiesen, dass fast jede sechste Krebserkrankung weltweit auf Viren- und Bakterieninfektionen zurückzuführen ist. Die Liste der »Übeltäter« führen vier Erreger an: das Hepatitis-B- (HBV) und das Hepatitis-C-Virus (HCV) als Auslöser einer Leberentzündung, gefolgt vom humanen Papillomavirus (HPV) und dem Bakterium Helicobacter pylori, das sich in der Magenschleimhaut einnistet.

Schon im 20. Jahrhundert vermuteten Mediziner einen Zusammenhang zwischen bestimmten Virusinfektionen und der Entstehung von Krebs. Wissenschaftliche Beweise lieferte der deutsche Medizinprofessor Harald zur Hausen. Er erhielt dafür 2008 den Nobelpreis für Medizin. Tumorauslösende Viren sind im Anfangsstadium regelrechte Zellinvasoren. Am ausführlichsten nachgewiesen ist dieser Vorgang bisher für Papillomaviren. Insgesamt 16 der 200 Typen dieser Virenfamilie tragen das zerstörerische Potenzial in sich. Diese sehr kleinen Erreger können sich nicht aus eigener Kraft vermehren und benötigen dafür die DNA einer Wirtszelle. Einmal in eine Zelle eingedrungen, verändern sie deren Erbgut so, dass es nun ganz im Dienste des Überlebens und der Vermehrung des Virus steht. Einzelne veränderte Gene werden zu Onkogenen, indem die Viren sie beispielsweise zum Motor für Zellwachstum umfunktionieren. Von Papillomaviren weiß man, dass sie Onkogene aktivieren, die mit dem Protein p53 interagieren. Wird der Hüter unserer Erbinformationen blockiert, schaltet sich das zelleigene Selbsttötungsprogramm ab. Die veränderte Zelle bringt sich also nicht um, sondern teilt sich. Nach einigen Jahren existieren an der befallenen Stelle dann nur noch veränderte Zellen, auch wenn sich keine Viruspartikel mehr nachweisen lassen, und es entsteht ein Tumor.[12] Die Medizin sieht in der Vorbeugung die beste Möglichkeit im Kampf gegen durch Viren verursachte Krebsarten. Denn die langwierige und oft erfolglose Behandlung von chronischen Entzündungen, ausgelöst durch Viren, belastet Körper und Immunsystem. Gerade in Entwicklungsländern steht deshalb das Thema Hygiene ganz oben auf der Liste, um die Infektionsraten zu verringern. Gegen zwei der drei Haupterreger existieren bereits Impfungen. Laut dem Global Hepatitis Report der WHO[13] und der Deutschen Leberhilfe sind weltweit rund 257 Millionen Menschen chronisch an Hepatitis B erkrankt; weitere 170 Millionen Menschen haben sich das Hepatitis-C-Virus eingefangen und etwa 71 Millionen sind chronisch damit infiziert. Laut dem Robert-Koch-Institut[14] leiden 0,3 Prozent der Deutschen an einer chronischen Hepatitis B oder C, die unerkannt oftmals zu einem Leberkarzinom führt.

Hier hoffen Mediziner, mittels Impfkampagnen die Zahlen zukünftig eindämmen zu können. Seit 2006 existiert auch eine Impfung gegen die Hauptrisikotypen der Papillomaviren. Die Impfkommission des Robert-Koch-Instituts empfiehlt sie als präventive Maßnahme für Mädchen ab dem 9. Lebensjahr. Sie gilt nur dann als wirksam, wenn sie vor dem ersten Geschlechtsverkehr erfolgt. Aktuell erkranken laut Angaben der Deutschen Krebsgesellschaft in Deutschland pro Jahr rund 47 000 Frauen an Gebärmutterhalskrebs, rund 90 Prozent davon gehen auf das Konto von Papillomaviren. Weltweit sind Papillomaviren jährlich für mehr als eine halbe Million Gebärmutterhalskrebs-Neuerkrankungen und 130 000 weitere anogenitale Karzinome verantwortlich.

Helicobacter pylori ist zwar kein Virus, doch gehört das Bakterium ebenfalls zu dem Erreger-Quartett, das am häufigsten krebsauslösende Mechanismen in Gang setzt. Es infiziert die Magenschleimhaut und löst bei manchen Menschen eine Gastritis oder auch ein Magengeschwür aus; es kann aber auch einfach als unbemerkter Gast im Bauch existieren. Jeder vierte Erwachsene in Deutschland trägt das Bakterium in sich, häufig ohne etwas davon zu spüren. In Entwicklungsländern betrifft dies sogar neun von zehn Menschen. Infizierte tragen ein zwei- bis dreifach erhöhtes Krebsrisiko, warnt das Krebsforschungsinstitut, damit gilt das Bakterium als Risikofaktor Nummer eins für Magenkrebs. Nach aktuellen Zahlen des Robert-Koch-Instituts erkranken in Deutschland jedes Jahr rund 9200 Männer und 7600 Frauen neu, die meisten Fälle werden auf das Bakterium zurückgeführt.

In meiner Praxis ist mir aufgefallen, dass bei Ehepaaren oft ein Partner infiziert war, der andere nicht. Das ist höchst merkwürdig, wenn man bedenkt, dass das Bakterium durch Tröpfcheninfektion übertragen wird. Und von Ehepaaren darf man annehmen, dass des Öfteren Körperflüssigkeiten ausgetauscht wurden. Erst nach längerer Recherche habe ich herausgefunden, dass die Ansteckung anscheinend nur im Kindesalter erfolgen kann. Indem die Großeltern eine »Gute Nacht«-Geschichte vorgelesen und zum Schluss noch einen Gutenachtkuss gegeben haben, wurden die Enkel infiziert. Tatsächlich tragen ältere Menschen dieses Bakterium häufiger in sich als Jüngere.

Über diese Top 4 hinaus existieren weitere virale Erreger, die mit Krebs in Verbindung gebracht werden und weit verbreitet sind. Dazu zählt das Epstein-Barr-Virus, das zur Familie der

Herpesviren gehört. Es ist der Erreger des Pfeifferschen Drüsenfiebers und kann als Spätfolge T-Zell-Lymphome wie das Hodgkin-Lymphom oder das Burkitt-Lymphom verursachen. Auch Tumore der Speiseröhre, im Nasen-Rachen-Raum oder im Magen sollen auf das Konto dieses Virus gehen. Das Epstein-Barr-Virus versteckt sich lebenslang im Körper, meist in den B-Zellen. Dabei verbleibt das virale Erbgut als ringförmiges sogenanntes Episom in der Wirtszelle und wird bei jeder Zellteilung mit vermehrt.

Inzwischen weiß man auch, dass bestimmte Hautkrebsformen ebenfalls durch Viren ausgelöst werden können. Erst 2008 wurde entdeckt, dass ein Polyomavirus als Auslöser für das extrem bösartige und schnell wachsende Merkelzellkarzinom der Haut verantwortlich ist.[15]

Stress, Lebensstil und Ernährung als Nährboden für Krebs

Fehlerhafte Zellteilung, geschädigte Gene, Viren und Bakterien – das sind Faktoren, die wir nur teilweise beeinflussen können. Doch es gibt in unserem Leben einige Stellschrauben, an denen wir selbst drehen können. Eine davon ist Stress. Inzwischen ist Burn-out eines der beherrschenden gesundheitlichen Themen unserer Leistungs- und Konsumgesellschaft. Ob Zeitdruck, chronische Überlastung und das Gefühl von Hilflosigkeit und Ohnmacht auf Dauer krebsfördernd wirken, dafür gibt es laut Krebsinformationsdienst bislang keine eindeutigen Nachweise. Tatsache aber ist, dass unter Stress hormonelle Abläufe in Gang gesetzt werden, die Krebserkrankungen begünstigen.

Die Ausschüttung von Stresshormonen in (lebens)bedrohlichen Situationen ist ein entwicklungsgeschichtlich sehr altes Programm unseres Körpers. Es sicherte unseren Vorfahren das Überleben, indem es sie bei Gefahr in Kampf- oder Fluchtbereitschaft versetzte und dazu sämtliche Energie mobilisierte. Dazu schüttet das Nebennierenmark die Hormone Adrenalin und Noradrenalin aus, Blutdruck und Blutzuckerspiegel steigen rapide an, und Schweiß bricht aus, damit unser System nicht überhitzt. Bei einer akuten Stresssituation dauert dieser Hormonkick nur wenige Minuten, und der Körper kommt danach schnell wieder zur Ruhe. Anders ist es bei Dauerstress: Dann werden von der Nebennierenrinde die Hormone Aldosteron und Cortisol gebildet. Sie wirken langfristig und regen prophylaktisch die Reparaturprozesse im Körper an, die auch bei Entzündungen und Verletzungen aktiv werden. Auf diese Weise wird (wie bereits weiter oben beschrieben) indirekt das Wachstum von Tumorzellen angeregt.[16] Zusätzlich überfordern chronische Stresssituationen auf Dauer das Immunsystem. Wir merken das zum Beispiel daran, dass wir nach einer Stressphase eine Erkältung bekommen oder schlummernde Virusinfektionen in Form von Herpesbläschen an der Lippe oder einer Gürtelrose aufflammen. Diese klassischen Stressfolgen werden oft auch in Verbindung mit posttraumatischen Belastungsstörungen beobachtet.

Dazu kommt: Wer ständig unter Strom steht, lebt meist auch nicht gesund: Fertiggerichte, Fast Food und zu wenig Bewegung sowie Rauchen und Alkohol können das Krebsrisiko zusätzlich steigern (mehr dazu im vierten Kapitel).

Sicherlich führt eine ungesunde oder mangelhafte Ernährung alleine nicht zu Krebs. Doch zahlreiche Studien zeigen, dass viel rotes Fleisch und Wurstwaren, ein hoher Zuckerkonsum durch Süßigkeiten oder Backwaren, ein Übermaß an Alkohol und Omega-6-Fettsäuren den idealen Nährboden für Tumorzellen bilden. Beispielsweise fand die europaweite Studie »European Prospective Investigation into Cancer and Nutrition« (Oxford University Press, 1997), für die eine halbe Million Menschen aus zehn Ländern befragt wurden, heraus: Das Risiko, an Darmkrebs zu erkranken, erhöht sich pro 100 Gramm täglichem Verzehr an rotem Fleisch aus Massentierhaltung um rund 17 Prozent – pro 50 Gramm Wurst um 18 Prozent.[17]

Ein bisher stark unterschätzter Faktor bei der Entstehung von Krebs sind die Kohlenhydrate, besonders in Form von raffiniertem weißem Zucker, die bisher in erster Linie als Verursacher von Übergewicht und Diabetes galten. Der Zuckerkonsum wächst in den westlichen Industriestaaten immens: Wurden im 19. Jahrhundert »nur« fünf Kilogramm Zucker im Jahr pro Kopf konsumiert, liegt dieser Wert heute bei 35 Kilogramm. Das hat mehrere Gründe. Erstens wurde unser Geschmack in den letzten Jahrzehnten an immer süßere Speisen gewöhnt. Das fängt schon in frühester Jugend an: Ein Paradebeispiel sind die angeblich gesunden Kinderjoghurts. Da Kinder eine vierfach höhere Süßschwelle haben als Erwachsene, müssen Kinderjoghurts viermal süßer schmecken als Joghurts für Erwachsene, damit die Kleinen diese als süß empfinden und gerne essen. Auf diese Weise wird ihr Geschmacksempfinden dazu erzogen, es besonders süß zu brauchen, und die gesünderen – und weniger zuckerhaltigen – Lebensmittel werden dann in der Folge abgelehnt.

Zweitens nehmen wir oft, ohne es zu merken, in unserem Essen sehr viel versteckten Zucker auf, zum Beispiel in Ketchup, in Wurst, Brot, Frischkäse oder Fertiggerichten.

Krebs lebt vom Zucker. Aber selbst wenn ein Krebs entsteht, muss das noch kein Todesurteil sein. Wie weiter oben erwähnt, gehen nur 10 Prozent der Todesfälle durch Krebs auf den Primärtumor zurück – aber 90 Prozent auf die Metastasen. Diese siedeln sich je nach Krebsart vornehmlich in der Leber, der Lunge, dem Skelett und zuletzt im Gehirn an (das Gehirn ist durch die sogenannte Bluthirnschranke am längsten vor Tochtergeschwülsten geschützt).

Alle Fakten deuten darauf hin, dass ein Primärtumor, der keinerlei Kohlenhydrate, also Zucker, zur Verfügung hat, keine

Metastasen bilden kann und sogar selbst abstirbt, wenn die Energiezufuhr konsequent unterbunden wird. Dazu gibt es aus meiner Praxis beeindruckende Beispiele. Zucker ist nämlich nur für Krebszellen essenziell – nicht für gesunde Zellen.

Mediziner verlangen immer evidenzbasierte, randomisierte, placebokontrollierte Doppelblindstudien, um einer neuen These zu vertrauen. Doch wie will man das bei Patienten durchführen, bei denen es um Leben und Tod geht. 500 Krebspatienten nur scheinbehandeln und dann mit den 500 vergleichen, die die richtige Therapie bekommen haben? Das wäre höchst unethisch. Hier kann man nur am Einzelfall lernen.

Zumindest im Reagenzglas bietet Zucker (und damit auch der Mehrfachzucker in Kohlenhydraten) Tumorzellen beste Wachstumsbedingungen: Krebszellen konsumieren viel Energie, weil sie sich sehr oft teilen. Und weil Zucker sehr energiereich ist, beflügelt er diesen Prozess. Im Gegensatz zu gesunden Zellen, die auch aus Fett oder Eiweißen Energie herstellen können, sind Krebsgeschwulste auf Zucker angewiesen.

Der US-amerikanische Molekularbiologe Lewis Clayton Cantley erforschte an der Harvard-Universität, dass Krebszellen ohne Zucker absterben. Bisher ist dies allerdings nur im Labor nachgewiesen, die Faktenlage für den menschlichen Organismus ist noch dünn. Aber viele Studien belegen, dass schlecht eingestellte Diabetiker mit hohem Blutzuckerspiegel besonders häufig an Krebs erkranken. Auch anhand von Tierversuchen konnten amerikanische Forscher der Universität Texas zeigen, dass bei Mäusen, die mit viel Zucker gefüttert wurden, häufiger Brustkrebs entstand und das Wachstum von Lungenkrebsmetastasen gefördert wurde.[18]

Bei uns fehlt bislang der wissenschaftliche Wille, so einfache und banale Zusammenhänge wie den zwischen Zucker und Krebs zu erforschen. Denn damit ließe sich kein Geld verdienen, sondern im Gegenteil womöglich Hunderte Milliarden

Euro – die momentan für Chemotherapie ausgegeben werden – einsparen. Da steckt eine riesige Industrie dahinter, die sich das nicht gerne gefallen lässt.

Ausgerechnet vom Deutschen Krebsforschungszentrum in Heidelberg – der höchsten Instanz der Onkologie hierzulande – kommt die Devise: Gerade bei Krebs benötigt der Körper sehr viel Energie, und da sollte man auf Kohlenhydrate auf gar keinen Fall verzichten. Das Erste stimmt, das Zweite nicht! Darum rate ich meinen Patienten, den anderen behandelnden Ärzten nichts über unsere spezielle Therapie zu erzählen. Lieber hungern wir heimlich den Krebs ohne Kohlenhydrate aus und erfreuen uns am Ergebnis. Der Patient muss ja nicht den Arzt bekehren.

Allgemein ist es erstaunlich, wie selten Mediziner dem eigenen gesunden Menschenverstand und ihrer Erfahrung vertrauen und sich stattdessen an Studien festhalten. Über diesen Sachverhalt hat sich einmal die sehr renommierte medizinische Fachzeitschrift *British Medical Journal* in einer Art Glosse lustig gemacht[19]: Sie stellte unter streng wissenschaftlichen Bedingungen der evidenzbasierten Medizin die hypothetische Frage: Nutzt ein Fallschirm beim Sprung aus dem Flugzeug? Das Ergebnis dieser mit viel schwarzem Humor gewürzten fiktiven Studie lautete: Es existieren viel zu wenige Untersuchungen, um eine wissenschaftlich fundierte Aussage treffen zu können. Folglich wurde dringend davon abgeraten, beim Sprung aus dem Flugzeug einen Fallschirm zu benutzen. Die Datenlage sei viel zu ungewiss. Zunächst müssten Doppelblindstudien in ausreichender Anzahl durchgeführt werden, bei der eine ausreichend hohe Anzahl von Probanden mit einem Fallschirm und eine ebenso große Kontrollgruppe mit einem Brotzeit-Wanderrucksack (Placebo) aus dem Flugzeug springen, wobei weder der Studienleiter noch der Proband vorher weiß, wer nun einen echten Fallschirm und wer eine Attrappe hat. Erst nach einer wissenschaftlichen Auswertung mehrerer Tausend Sprünge könne man eine fundierte Aussage treffen.

Dieses Beispiel zeigt überspitzt, wie streng viele Mediziner an Studien glauben. Dazu wurden sie über Jahrzehnte hinweg in ihrer Ausbildung erzogen. Und wenn man weiß, wer über 90 Prozent der Studien durchführt, dann weiß man auch, wem die Mediziner da so bereitwillig aus der Hand fressen: Jede Pharmafirma »beweist« in Untersuchungen die Wirksamkeit der *eigenen* Medikamente. Ein Schelm, wer Böses dabei denkt.

Da ein erhöhter Zuckerkonsum mit einem höheren Krebsrisiko verknüpft ist, sind besonders Menschen mit Übergewicht und Fettleibigkeit gefährdet.

Auffällig ist, dass Übergewichtige vermehrt an Karzinomen des Magen-Darm-Trakts, der Brust und der Prostata erkranken. Wissenschaftler gehen inzwischen bei etlichen Krebsarten davon aus, dass 20 bis 50 Prozent der Fälle dem Übergewicht geschuldet seien. In den USA, wo der Anteil an Fettleibigen besonders hoch ist, sterben rund 115 000 Menschen im Jahr an einem durch Adipositas verursachten Tumor – damit ist wohl jeder fünfte Krebstote dort Opfer seines Übergewichts.[20]

Doch nicht nur ein Zuviel an Zucker in der Ernährung kann Krebs begünstigen. Auch ein Ungleichgewicht zwischen Omega-3- und Omega-6-Fettsäuren kann zu den krebsfördernden Faktoren gerechnet werden. Diese essenziellen Fettsäuren können nicht vom Körper selbst produziert werden. Wir müssen sie zwingend über die Nahrung aufnehmen.

Omega-6-Fettsäuren sind unter anderem für die Fetteinlagerung im Körper verantwortlich, sie stimulieren die Produktion von Fettzellen und sind auch für die Stabilität von Zellmembranen und die Blutgerinnung verantwortlich. Zusätzlich kurbeln sie Entzündungsreaktionen an. Omega-3-Fettsäuren bilden den hemmenden Gegenpart dazu: Sie reduzieren Entzündungen. Beide Fettarten sollten also dem Körper in einem ausgewogenen Verhältnis zugeführt werden. Wenn man bedenkt, dass vor 50 Jahren noch Eier und Milch unsere wichtigsten Lieferanten für Omega-3-Fettsäuren waren, so hat sich dies inzwischen grundlegend geändert. Die Zusammensetzung des Futters für Hühner und Kühe hat sich nämlich stark verändert, sie bekommen heutzutage mehr Getreide oder Soja statt Heu und Grünfutter, wodurch der Gehalt an Omega-3-Fettsäuren in Eiern und Milch abnimmt. Außerdem hat sich das Ernährungsverhalten der Menschen geändert, und so schmiert ein Großteil der Konsumenten sich heute Margarine auf Brötchen und Brot oder kocht mit Sonnenblumenöl. Beides Fette, die zu viel Omega-6-Fettsäuren enthalten.

Übrigens: In Israel, wo die jüdischen Speisegesetze das gemeinsame Verarbeiten von Fleisch mit Milchprodukten verbieten, wird Butter durch Margarine aus Sonnenblumenöl ersetzt. Daraus hat sich das »israelische Paradoxon« entwickelt: Die Israelis haben den niedrigsten Cholesterinspiegel aller westlichen Länder – bei gleichzeitig den höchsten Raten an Herzinfarkt und Fettleibigkeit.

Das Gleichgewicht der Omega-3- und Omega-6-Fettsäuren in unserer Ernährung ist daher aus dem Gleichgewicht geraten. Und wer mehr Omega-6-Fettsäuren aufnimmt, erhöht sein Risiko, Übergewicht zu entwickeln und an Krebs zu erkranken.

Krebsprävention – unsere eigene Verantwortung

In dem aktuellen Krebsbericht der WHO fordern Krebsforscher aus aller Welt, dass die Politik mehr Verantwortung übernehmen muss. Würden die Regierungen in Zukunft per Gesetz den Verkauf und Konsum von Tabak, Alkohol und Zucker stärker regulieren, könnte das einen positiven Effekt auf den enormen Anstieg an Krebserkrankungen haben, so die Hoffnung. Laut Einschätzung der WHO wird die Zahl der jährlichen Neuerkrankungen an Krebs – wenn sich nichts ändert – bis 2030 um 70 Prozent steigen. Darum müssen wir dort ansetzen, wo Krebs entsteht, und den zerstörerischen Zellen von Anfang an den Nährboden entziehen: indem wir Zucker meiden, unsere Zellen regelmäßig belüften, chronische Entzündungen verhindern und unser Immunsystem durch unseren Lebensstil stabil halten und stärken. Denn die Wissenschaft hat schon längst nachgewiesen, dass ein aktives und gesundes Immunsystem Krebszellen in Schach halten und sogar zerstören kann.

Unser Schicksal liegt also zu einem gewissen Teil in unseren eigenen Händen: Krebsprävention ist eine bewusste Entscheidung, und es gilt jeden Tag aufs Neue, die Verantwortung für seine Gesundheit zu übernehmen. Wir sollten uns daher unbedingt klar machen, welches die wichtigsten Krebsschutzmittel sind, sie verinnerlichen und tagtäglich so selbstverständlich anwenden, wie wir uns die Zähne putzen.

Und nicht nur das, auch wenn sich bereits eine Krebserkrankung manifestiert hat, heißt das noch lange nicht, ihr auf Gedeih und Verderb ausgeliefert zu sein. Auch in diesem Fall gibt es jenseits von Chemotherapie und Schulmedizin Möglichkeiten, auf natürlichem Weg sein Immunsystem und seine Gesundheit zu stärken. Und ich weiß, wovon ich spreche. Schließlich habe ich bereits vielen Menschen in solchen, teils für aussichtslos gehaltenen Situationen helfen können. Einige Beispiele finden sich auch hier im Buch. Doch nun geht es im nächsten Kapitel erst einmal darum: Was kann jeder selbst konkret tun, um einen starken Schutzschild gegen Krebs aufzubauen? Es geht also um Prävention.

2.
WAS WIR TUN KÖNNEN, UM UNSER KREBSRISIKO ZU MINIMIEREN

Noch immer glauben viele Menschen, dass bei der Entstehung von Krebs ausschließlich oder vorrangig eine genetische Disposition ausschlaggebend ist. Entweder man trägt die verhängnisvollen Erbanlagen von Geburt an in sich oder eben nicht und hat somit Glück gehabt. Entsprechend gehört dazu die Überzeugung, dass die äußeren Lebensumstände – wie Ernährung, Umwelteinflüsse und körperliche Aktivitäten – überhaupt keine Rolle spielen. Eine umfassende Studie des renommierten schwedischen Karolinska-Instituts wies nun nach, dass das Gegenteil der Fall ist. Nämlich:

> Auch exogene, also äußere Faktoren tragen entscheidend zur krankhaften Entartung von Körperzellen bei.

Um dies zu belegen, untersuchten die skandinavischen Wissenschaftler – die übrigens maßgeblich an der jährlichen Auswahl der Medizin-Nobelpreisträger beteiligt sind – die gut dokumentierte Krankheitsgeschichte von mehr als 1000 dänischen Adoptivkindern. Sie fanden heraus, dass es keinen Einfluss auf das Erkrankungsrisiko eines Kindes hatte, wenn dessen biologische Eltern vor dem 50. Lebensjahr an Krebs starben. Das heißt: Auch wenn die leiblichen Eltern in vergleichsweise jungen Jahren an einem Tumor erkrankten, mussten ihre biologischen Kinder nicht automatisch das gleiche Schicksal erleiden! Dagegen fand sich interessanterweise sehr wohl ein Zusammenhang, wenn die Adoptivmutter oder der Adoptivvater im reiferen Alter – also nach Erreichen des 50. Lebensjahrs – an Krebs erkrankte. In diesem Fall hatten auch ihre Adoptivkinder ein erhöhtes Krankheitsrisiko – obwohl sie genetisch nicht mit diesen verwandt waren. Wenn es also nicht die Gene sein konnten, die für eine Krebserkrankung verantwortlich waren, blieb folglich nur die Lebensweise als einflussreicher Faktor übrig: Bedingungen wie Ernährung, Umwelteinflüsse, Bewegung, soziale Kontakte und die Art und Weise, wie Menschen die Welt und ihr Leben betrachten. Ihre sensationellen Ergebnisse veröffentlichten die schwedischen Forscher im *New England Journal of Medicine* und zogen darin folgendes Fazit:[21] »Erbliche genetische Faktoren leisten nur einen geringen Beitrag zur Empfänglichkeit für die meisten Formen von Neubildungen.«

Diese Ergebnisse untermauern die Wirkfähigkeit der Epigenetik, der eingangs schon kurz beschriebenen biologischen Disziplin, die untersucht, wie äußere Faktoren dafür verantwortlich sind, dass bestimmte Gene in den Zellen aktiviert werden oder nicht. Und das heißt:

Wir können selbst aktiv dazu beitragen, unser Krebsrisiko zu minimieren.

Das stimmt sehr optimistisch. Zeigt es doch, dass wir mit unserer Lebensweise und deren Einfluss auf die natürlichen Abwehrkräfte des Körpers einer der gefürchtetsten Zivilisationskrankheiten vorbeugen können. Wir sind dem Krebs nicht ausgeliefert – und damit auch nicht der üblichen onkologischen Maschinerie: dem trostlosen Kreislauf aus Operation, Chemotherapie und Bestrahlung. Es gibt Hoffnung auf Heilung und, natürlich besser noch, auf Vorbeugung. Denn: »Die einzige Möglichkeit, Krebs sicher zu heilen, ist – ihn zu verhindern«, schreibt auch der Mediziner Franz-Anselm Graf von Ingelheim im Vorwort zu Miguel Corty Friedrichs Buch *Die Krebsrevolution*[22]. Und weiter: »Insofern kommt … der Prävention die größte Bedeutung zu. Obwohl Krebs viele Ursachen haben kann, die wir bei noch so gezügelter Lebensweise nicht unbedingt beeinflussen können, sollten Präventivmaßnahmen angeboten und angenommen werden. Bewusste und geregelte Lebensweise, Vermeidung von

Stress und Giften, regelmäßige Krebsvorsorge und positive Lebenseinstellung bilden ein Minimum an vorbeugenden Maßnahmen, auf die nicht genug hingewiesen werden kann.«

Anders als in der Traditionellen Chinesischen Medizin in Asien, wo der Arzt sein Honorar nur dann erhält, wenn der Patient gesund bleibt, zielt unsere westliche Medizin auf die Bekämpfung von Symptomen ab. Wir konzentrieren uns also nicht auf die Ursachen, sondern nur auf die Folgen. Woran das liegt? Nun, unter anderem daran, dass unser Gesundheitssystem stark von der Pharmaindustrie geprägt wird. Und die hat verständlicherweise mehr Interesse an kranken Menschen als an gesunden und erfindet deshalb auch unermüdlich neue Medikamente gegen neue Krankheiten. Würde man hingegen konsequent die Ursachen von Krankheiten, insbesondere von chronischen Entzündungen bekämpfen, würde es deutlich weniger Kranke und damit auch Krebskranke geben.

Sich um die Erhaltung seiner Gesundheit zu kümmern, bleibt jedem selbst überlassen. Wenn Sie vorbeugend handeln wollen, sollten Sie die Verantwortung nicht den Ärzten und der Pharmaindustrie überlassen, sondern Ihre Gesundheit selbst in die Hand nehmen: indem Sie darauf achten, was Sie essen, trinken, denken und fühlen; dass Sie genügend Sonnenlicht für Ihren Vitamin-D-Haushalt bekommen, sich ausreichend bewegen und Stress und Umweltgifte vermeiden. All das sind Maßnahmen, die wie ein Schutzschild gegen Krebs wirken. In diesem Kapitel erfahren Sie, was genau Sie tun können, um gesund zu bleiben. Welche Vitamine, Mineralien, sekundäre Pflanzenstoffe und Spurenelemente Ihrem Körper dabei helfen, eine gut funktionierende Krebsabwehr aufzubauen. Wo schleichende Gefahren etwa durch Zucker und falsche Ernährung lauern. Und warum Bewegung und die richtige Einstellung zum Leben so hervorragende Mittel sind, um fit und abwehrstark zu bleiben.

Schutzschild aus der Natur: Antioxidantien

Die Natur stellt uns ein ganzes Arsenal an sogenannten Antioxidantien zur Verfügung: Das sind Vitamine, Mineralstoffe, sekundäre Pflanzenstoffe und Hormone, die sogenannte freie Radikale einzudämmen helfen. Freie Radikale sind aggressive Sauerstoffverbindungen, Abfallprodukte des Zellstoffwechsels. Sie sind zwar kurzlebig, aber brandgefährlich – da sie wahre Kettenreaktionen im Körper auslösen. Um sie zu neutralisieren, benötigt der Körper Antioxidantien. Epidemiologische Studien, Bevölkerungsstatistiken und Tierversuche belegen inzwischen, dass antioxidative Substanzen eine wichtige Rolle bei der Vorbeugung von Krebs und einer Reihe von chronischen Erkrankungen spielen, da sie entzündungshemmend wirken und die negativen Folgen von Umweltgiften wie industriellen Schadstoffen kompensieren. Normalerweise nehmen wir ausreichend Antioxidantien mit der Nahrung auf. Ist unser Körper allerdings über einen längeren Zeitraum oxidativem Stress ausgesetzt (z. B. durch Übersäuerung, Entzündungen, Feinstaub, Zigarettenrauch, Pestizide, UV- oder Röntgenstrahlen), ist es ratsam, diese Stoffe zusätzlich substituierend in Form von Nahrungsergänzungsmitteln einzunehmen.

Hier die vier in meinen Augen wichtigsten Anti-Krebs-Oxidantien:

Selen

Wenn ich bei meinen Patienten statistisch auswerte, welcher von den 47 essenziellen Lebensbausteinen am häufigsten fehlt, dann ist das ganz eindeutig das Spurenelement Selen. Selen ist auf dem Erdball nämlich höchst ungerecht verteilt, sprich die Böden haben sehr unterschiedliche Selenkonzentrationen. Folgerichtig unterscheiden sich auch je nach Region die Selenkonzentrationen im Blut der Menschen – die essen, was auf den jeweiligen Böden wächst.

Der durchschnittliche Selenspiegel im Blut eines US-Amerikaners liegt bei 160 µg/l, der eines Kanadiers bei 190 µg/l. Spitzenreiter auf der Selenspiegel-Weltkarte sind die Menschen in Guatemala – mit 240 µg/l. Dagegen dümpeln wir hier in Deutschland, Österreich und der Schweiz bei traurigen 80 µg/l im Durchschnitt, denn in unseren Breiten haben in der Eiszeit die Gletscher das Selen aus den Böden ausgewaschen – und die industrielle Landwirtschaft macht damit weiter. Mit fatalen Folgen: Ein effektiver Krebsschutz tritt nämlich erst bei einem Selenspiegel im Blut von über 140 µg/l ein. Das erreicht hierzulande leider niemand, der sich nicht täglich entweder sehr geschickt ernährt oder sich eben regelmäßig zusätzlich Selen zuführt. Noch niedriger als bei uns sind die Selenspiegel in bestimmten Regionen Chinas – dementsprechend häufig ist dort das Auftreten von Krebserkrankungen. Innerhalb von fünf Jahren konnte dort allein durch das Anreichern des Speisesalzes mit Selen die Zahl der Leberkrebs-Neuerkrankungen um 40 Prozent gesenkt werden.

Eine Studie der Harvard-Universität an 34 000 Männern zeigte, dass Männer mit einem ausreichend hohen Selenspiegel im Blut (also über 140 µg/l) ein um 63 Prozent geringeres Risiko hatten, an Prostatakrebs zu erkranken. Das Risiko für Darmkrebs sank um 58 Prozent, für Lungenkrebs um 40 Prozent.

Als äußerst potentes Antioxidans in der Zelle, das unsere Erbinformation (DNS) vor Entartung schützt, ist Selen tatsächlich der stärkste Einzelschutz, den wir gegen Krebs kennen. Es neutralisiert zudem Schwermetalle (vor allem Cadmium und Blei), aktiviert verschiedenste Enzyme und sensibilisiert die Schilddrüse für das Jod; das heißt, es sorgt nebenbei noch für einen aktiven (Fett-)Stoffwechsel.

Allerdings ist das Selen kein Einzelkämpfer. Dieses antioxidative Kraftpaket ist immer auf die Mithilfe der übrigen 46 essenziellen Spurenelemente angewiesen. Selen ist aber neben dem Vitamin D der Stoff, der rein statistisch den meisten Menschen in unseren Breiten fehlt – und damit häufig der limitierende Faktor für unsere Gesundheit. Ich persönlich nehme täglich 200 µg Selen ein, und zwar immer morgens auf nüchternen Magen, dann wird es vom Körper am besten aufgenommen. Eine Handvoll Paranüsse aus Südamerika täglich wären eine Alternative zu den Kapseln, allerdings kann man die Zufuhrmenge damit nicht ganz so exakt einstellen.

Polyphenole

Natürliche Polyphenole kommen in bioaktiven Substanzen wie pflanzlichen Farbstoffen, Geschmacksstoffen oder Tanninen vor. Sie wirken entzündungshemmend und antioxidativ und beugen verschiedenen Krebsarten wie etwa Brust-, Lungen-, Haut-, Darm- oder Prostatakrebs vor. Besonders viel Polyphenol ist in Trauben, Granatapfelsaft, Zistrosen (als Tee sehr bekömmlich) und Ginkgoblättern enthalten. Eine wahre Wunderwaffe sind Avocados. Ihr Fruchtfleisch enthält neben Polyphenolen auch Phytosterine, das sind besonders gesunde pflanzliche Fette, die eine stark entzündungshemmende Wirkung aufweisen (zu wirkungsvollen Fetten als Krebsschutz lesen Sie auf Seite 65 mehr).

Auch Quercetin zählt zur Gruppe der Polyphenole und ist ein wertvolles Anti-Krebs-Oxidans. Es wirkt ähnlich wie die Vitamine A, C und E als Radikalfänger und beugt Krebs vor, indem es die Immunabwehr stärkt. Enthalten ist es unter anderem in den Schalen von Zwiebeln, in Brokkoli, grünen Bohnen, Kapern, Liebstöckel, Äpfeln, Traubenschalen, Heidelbeeren, Himbeeren und Sanddorn.

Resveratrol

Und nun eine erfreuliche Nachricht für Rotweinfreunde: In Maßen genossen, wirkt roter Wein krebshemmend! Das ist wohl auch der Grund für die – trotz regelmäßigen Rotweinkonsums – durchschnittlich gute Gesundheit der Franzosen im Alter und wird als »französisches Paradox« bezeichnet. Verantwortlich dafür ist das Antioxidans Resveratrol. Dieser pflanzliche Wirkstoff gilt als natürlicher Zellschutz. Er entsteht in der Haut der blauen Weintrauben, aus denen Rotwein gekeltert wird. Diverse Tierversuche konnten belegen, dass Resveratrol antioxidativ, entzündungshemmend und lebensverlängernd wirkt. Es schützt vor Alterskrankheiten und zerstört schlummernde Krebszellen. In der harten Phase der Krebsbekämpfung verbietet sich natürlich das Resveratrol aus dem Rotwein. Denn mit dem Alkohol wird wieder Zucker geliefert, und dessen schädliche Wirkung hebt das Resveratrol leider nicht auf. Dann lässt sich aber immer noch mit Nahrungsergänzungsmitteln nachhelfen.

Unlängst bestätigten Wissenschaftler die Wirksamkeit von Resveratrol beim Menschen. An der Universitätsklinik Rochester wies eine Studie unter der Leitung des Mediziners Paul Okunieff nach, dass das Antioxidans bei Patienten mit dem als besonders gefährlich geltenden Bauchspeicheldrüsenkrebs sinnvoll eingesetzt werden kann. Die Forscher verabreichten Tumorpatienten vor jeder Bestrahlung 50 mg/ml Resveratrol und erhöhten dadurch die Wirksamkeit der Krebstherapie, ohne dass dabei auch das umgebende gesunde Gewebe beeinträchtigt wurde. »Resveratrol scheint einen therapeutischen Nutzen zu haben, indem es Turmorzellen gegen Strahlentherapie sensibilisiert, dagegen normales Gewebe genau vor dieser schützt.«[23]

Resveratrol kommt nicht nur in der Haut von dunklen Weintrauben vor, sondern in geringerer Menge auch in Himbeeren und Erdnüssen. Indem es vor chronischen Entzündungen schützt, wirkt es auch vorbeugend gegen Herzerkrankungen.

Melatonin

Wussten Sie, dass sogar der innere Tag- und Nachtrhythmus unseres Körpers an der Vorbeugung von Krebs beteiligt ist? Das hängt mit dem Hormon Melatonin zusammen. Melatonin wird in der Zirbeldrüse unseres Zwischenhirns gebildet, im Darm und in der Netzhaut des Auges. Es regelt unseren biologischen Schlafrhythmus und sorgt vor allem dafür, dass wir nachts schlafen und sich unser Körper regenerieren kann. Das funktioniert, indem bei Dunkelheit der Melatoninspiegel ansteigt, während er in der Morgendämmerung wieder absinkt. Wer oft im Flugzeug nach Asien oder Amerika unterwegs ist, bekommt die Auswirkungen des Schlafhormons am eigenen Leib zu spüren: durch den berüchtigten Jetlag. Das Überfliegen der Zeitzonen bringt den Melatoninspiegel so durcheinander, dass wir nur mit Mühe in unseren natürlichen Schlafrhythmus zurückfinden. Auch Schichtarbeiter kennen dieses Problem.

Doch regelt Melatonin nicht nur unsere Nachtruhe, es ist auch eine wirksame Waffe bei der Vorbeugung und Bekämpfung von Krebs. Wie amerikanische Wissenschaftler an der Tulane-Universität in New Orleans herausfanden, wachsen Krebszellen umso schneller, je heller die Betroffenen nachts schlafen. Die Krebsforscher Steven Hill und David Blask untersuchten an Tumorpatienten, die Chemotherapie erhielten, wie sich die Helligkeit während des Schlafs auf die Aktivität der bösartigen Zellen auswirkt.

Ihr Fazit: Je dunkler unser Schlafzimmer, desto mehr Melatonin produzieren wir, und desto besser ist das für unsere Gesundheit. Schon das Licht einer Straßenlaterne, die nachts durch die Gardinen scheint, genügt offensichtlich, um die Krebszellen zum Wachstum anzuregen. »Ein hoher Melatoninwert lässt Brustkrebszellen schlafen, indem die Wachstumsmechanismen ausgeschaltet bleiben«, beschrieb der Forscher David Blask 2014 im Fachblatt *Cancer Research* diesen erstaunlichen Effekt.

Und weiter: »Wenn aber nachts das Licht an ist, wird dadurch die natürliche Melatoninbildung unterdrückt.« Die Brustkrebszelle wache quasi auf und das Krebsmedikament werde außer Kraft gesetzt.[24]

Doch das Melatonin tut seine krebshemmende Wirkung auch bei Menschen, die keine Chemotherapie bekommen. Das bestätigte 2015 ein internationales Forscherteam. Die italienischen und polnischen Wissenschaftler werteten mehrere Studien aus, die sich mit der Krebsbekämpfung durch Melatonin beschäftigt hatten. Dazu analysierten die Forscher die Daten von 643 Tumorpatienten, die zwischen 1993 und 2003 täglich Melatonin eingenommen hatten. Die Patienten litten an Tumoren der Lunge, der Haut, Niere oder Brust. Sie hatten das Melatonin entweder allein oder in Kombination mit Krebsmedikamenten zu sich genommen. Die verwendeten Hormondosen waren mit 10 bis 40 Milligramm pro Tag sehr viel höher als die für die Behandlung von Schlafstörungen übliche Dosis von 1,5 bis 5 Milligramm. Ihr Fazit: Melatonin reduzierte das Sterberisiko der Patienten in einem Jahr um ein Drittel![25] Und sie halfen ganz ohne Nebenwirkungen!

Notorische Nachteulen sollten also dringend dafür sorgen, genügend Schlaf zu bekommen, und vor allem ihr Schlafzimmer gut abdunkeln. Mein Tipp: Wenn das nicht gelingt, verhindert auch eine Schlaf-Augenbinde, dass Helligkeit durch das geschlossene Augenlid auf die Netzhaut trifft.

Krebs keine Nahrung geben – also wenig Kohlenhydrate, kein Zucker

Wir wissen es alle: Zucker ist ungesund und macht dick. Und doch setzt sich die Erkenntnis nur mühsam in der Öffentlichkeit durch. Alle Kohlenhydrate bestehen übrigens letztlich aus Zuckern. Allerdings ist Zucker nicht gleich Zucker: Neben sogenannten Einfachzuckern (Glukose = Traubenzucker; Fruktose = Fruchtzucker) und Zweifachzuckern (z.B. Laktose = Milchzucker, sowie Saccharose, woraus unser industriell hergestellter Haushaltszucker besteht) gibt es auch Mehrfachzucker (z.B. Stärke). Letztere kommen vermehrt in Vollkorngetreideprodukten, Hülsenfrüchten, Reis und Kartoffeln vor. Der Unterschied zwischen den Zuckerarten liegt darin, dass Einfach- und Zweifachzucker erstens süß schmecken und in der Lage sind, sofort Energie zu liefern. Mehrfachzucker dagegen schmecken erst nach langem Kauen süß und müssen vom Körper aufgespalten werden. Auch die darmgesunden Ballaststoffe gehören zu den Kohlenhydraten.

In den vergangenen vier Jahrzehnten blickten die meisten Ernährungswissenschaftler wie hypnotisiert auf das »böse Fett« und verloren dabei die wahren Gesundheitsfallen aus den Augen. Dabei ist völlig unstrittig: Wer viele Kohlenhydrate (in Form von Ein- und Zweifachzuckern) isst, futtert sich nicht nur Speckrollen um Taille und Hüfte an, sondern bringt auch seinen Insulinspiegel aus dem Gleichgewicht und gefährdet die Durchlässigkeit seiner Arterien. Die damit langfristig vorprogrammierten Stoffwechselstörungen und Gefäßverkalkungen führen auf Dauer zu weit verbreiteten Zivilisationskrankheiten wie Diabetes, Adipositas, Herzinfarkt, Schlaganfall, chronischen Entzündungen – und auch zu Krebs, wie Wissenschaftler nachgewiesen haben.

Bereits in den 1980er-Jahren warnte der amerikanische Kinderarzt und Professor für Neuroendokrinologie Robert H. Lustig eindringlich vor den Gefahren eines erhöhten Zuckerkonsums. Und wies daraufhin, dass nicht nur offensichtlich übergewichtige Menschen von zuckerinduzierten Stoffwechselstörungen betroffen sind, sondern auch Normalgewichtige, die ihren erhöhten Zuckerkonsum mit Sport auszugleichen versuchen.

Die Schädlichkeit künstlich raffinierter Zucker wurde jahrzehntelang von der zuckerverarbeitenden Industrie vertuscht und verharmlost. In ihrem investigativen Dokumentarfilm *Die große Zuckerlüge*[26] deckte die kanadische Filmemacherin Michèle Holzer 2015 mithilfe der Zahnärztin Cristin Kearns auf, mit welchen trickreichen Propagandakampagnen die mächtige amerikanische Zuckerlobby es schaffte, von den gesundheitsschädigenden Wirkungen abzulenken und falsche Spuren zu legen. Etwa mithilfe von Marketing- und Werbestrategen sowie in Auftrag gegebenen und gesponserten Studien, die die wissenschaftliche Diskussion gezielt auf das Thema Kalorien in Zusammenhang mit Fett lenkten. Mit diesem raffinierten Schachzug führte »Big Sugar« nicht nur die US-Lebensmittelbehörden, sondern auch die Verbraucher weltweit in die Irre.

Den amerikanischen Professor Stanton Glantz erinnern diese Manöver an seinen Kampf gegen die Tabakindustrie, die es mithilfe von gesponserten Studien ebenfalls jahrzehntelang schaffte, Rauchverbote zu verhindern. Frei nach dem Motto: Glaube nur den Statistiken, die du selbst gefälscht hast.

Die amerikanische Nahrungsmittelindustrie jedenfalls reagierte prompt und vorhersehbar: Sie überschwemmte den Markt mit »Light«-Produkten. Milch, Joghurt, Quark und Fertiggerichte wurden in der Folge bis zur Geschmacksneutralität entfettet und – weil sie in diesem Zustand ziemlich ungenießbar sind – mit Süßstoffen und anderen Geschmacksverstärkern »gepanscht«. Selbst in Räucherfisch, in vielen Fertigsoßen und salzigen Snacks befindet sich mittlerweile Zucker.

Inzwischen wissen wir es natürlich längst besser: Nur wer auf industriell hergestellten Zucker ganz verzichtet und stattdessen Eiweiß und kohlenhydratarmes Gemüse isst, verbrennt seine Fettdepots, nimmt ab und lebt gesünder. Auch im Hinblick auf seine Krebsprophylaxe – und zwar, ohne dass der Körper darunter leidet.

Meine Empfehlung: die South-Beach-Diät

Der ehemalige amerikanische Präsident Bill Clinton ist das prominenteste Aushängeschild der von dem US-Kardiologen Arthur Agatston entwickelten South-Beach-Diät. Bei dieser Ernährungsweise schmilzt das Fett, sinkt bei Typ-2-Diabetikern der Blutzucker und bei Hypertonikern der Blutdruck. Schon während seiner Amtszeit verbannte Clinton kategorisch Backwaren, Nudeln, Reis und Kartoffeln aus dem Weißen Haus. Ganz ähnlich ernähren sich übrigens auch die Inuit, die nirgendwo Getreide oder Ananas anbauen können. Sie können gar nicht anders, als konsequent gegen unsere propagierten Ernährungsrichtlinien zu verstoßen, und zählen trotzdem – ganz ohne Kohlenhydrate und Zucker auf dem Speiseplan – zu den gesündesten Völkern der Erde. Bei minus 40 Grad keine Erkältung zu bekommen, demonstriert unter anderem ein kompetentes Immunsystem. Erst wo die Supermärkte die Arktis erobern, halten auch unsere Zivilisationskrankheiten Einzug in diese Breiten.

Hierzulande kann man den Speiseplan der Inuit, wenn Walross und Robbe gerade einmal nicht beim Metzger in der Auslage liegen, durch Fisch, Geflügel, Lamm, Kalb- und Rindfleisch und natürlich Wild ersetzen. Merke: Das Fleisch von Tieren, die sich ihr Futter selbst gesucht haben, hat einen viel höheren Gehalt an entzündungshemmenden Omega-3-Fettsäuren als das von Tieren aus Massentierhaltung. Dazu passen dank unseres Klimas natürlich viel Gemüse, Salate und Nüsse.

Bill Clinton konnte sich durch diese Art der Ernährung von dem Ballast der vielen Staatsbankette befreien. Je weniger Kohlenhydrate man isst, desto schlanker und gesünder wird man. Da wundert es sowohl den aufgeklärten Arzt als auch den interessierten Laien, warum unsere Fachgesellschaften wie die Deutsche Gesellschaft für Ernährung (DGE), die Deutsche Diabetes- sowie auch die Adipositas-Gesellschaft stets für einen hohen Anteil »gesunder« Kohlenhydrate in unserer Ernährung plädieren.

Ich kann mich gut an einen Vortrag erinnern, den ich einmal auf einem Diabetiker-Kongress gehalten habe: Vor gut tausend Teilnehmern – Diabetikern mit ihren Ärzten – lautete meine These: »Diabetiker sollten keine Kohlenhydrate essen!« Die Reaktion: Unverständnis und Tumulte im Saal. Und gerade die Ärzte waren vollkommen perplex. Ein ganzes Dogma wurde erschüttert.

Dabei habe ich natürlich nicht wie ein Blinder von der Farbe gesprochen, sondern aus dem reichen Schatz meiner Erfahrung: In meiner Praxis konnte ich schon etliche zuvor insulinpflichtige Diabetiker sowohl von dem gespritzten Insulin als auch von den oralen Antidiabetika befreien. Der Blutzuckerspiegel normalisiert sich nämlich sehr schnell, wenn keine neuen Kohlenhydrate aufgenommen werden.

Diabetes ist die am häufigsten vererbte Stoffwechselkrankheit. An der genetischen Veranlagung können wir nichts ändern. Das ist das Gleiche wie bei der genetischen Disposition für eine Krebserkrankung. Allein unser Verhalten macht den Unterschied! In den Kriegs- und ersten Nachkriegsjahren gab es praktisch keinen Alterszucker in der Bevölkerung. Weil die Menschen wenig zu essen hatten. Erst mit dem Wirtschaftswunder kamen die schlummernden genetischen Veranlagungen zur Ausprägung. Und heute leiden schon Schulkinder unter Alterszucker. Darum wurde er in Diabetes Typ 2 umbenannt. Diabetes Typ 1 bezeichnet dagegen den echten Jugenddiabetes, bei dem sich das eigene Immunsystem gegen die insulinproduzierenden Zellen der Bauchspeicheldrüse richtet und diese zerstört. (Hier spielt bei der Entstehung meiner Meinung nach ein Vitamin-D-Mangel eine ungeahnt große Rolle. In südlichen Ländern tritt die Krankheit nämlich deutlich seltener auf als in nördlichen Gefilden. Das Gleiche gilt für die multiple Sklerose.)

Übrigens: Bereits 1921 entdeckten Forscher der Mayo-Klinik, dass eine protein- und fettreiche, aber kohlenhydratarme

Diät die Anzahl der Krampffälle bei Epileptikern verringerte. Auch bei Alzheimer und anderen Demenzen, chronischer Müdigkeit, Depression, Migräne, multipler Sklerose, Parkinson und Schlaganfall verlangsamte eine kohlenhydratarme Diät oftmals das Fortschreiten der Erkrankung bzw. reduzierte die Beschwerden. Und sie beugt Krebs vor, weil sie Übergewicht vermeiden hilft und Krebszellen keinen Zucker zur Verfügung stellt.

> Erhält der Körper keine Kohlenhydrate mehr, stellt er in der Leber aus Fett sogenannte Ketonkörper als Zuckerersatz her.

Nach einiger Zeit ist es dem Gehirn möglich, ohne Glukose auszukommen. Weil der Körper sich erst umstellen und die Ketonkörper produzieren muss, sind wir die ersten zwei Tage nach einer Ernährungsumstellung auf Low-Carb müder und schlapper als gewöhnlich. Dafür hinterher aber wesentlich leistungsfähiger, nicht nur im Büro. Viele meiner Patienten, denen ich diese Art der Ernährung empfehle, haben zunächst Angst, dadurch an Leistungsfähigkeit einzubüßen. Kleines Gegenbeispiel: Die drei Triathleten, die 2016 den härtesten Wettkampf der Welt auf Hawaii gewonnen haben, ernähren sich genau so! Weltweit ernähren sich Profisportler immer häufiger ketogen (also kohlenhydratarm bis -frei), während in der Kreisklasse vor dem Wettkampf weiterhin Nudelpartys gefeiert werden.

Auch Osama Hamdy, der medizinische Direktor des Joslin Diabetes Center in Boston, rät, maximal 40 Prozent der Nahrung aus Kohlenhydraten zu beziehen und 20 bis 30 Prozent aus Eiweiß. Das Joslin Diabetes Center hat – so viel zum Hintergrund – 600 Mitarbeiter und ist als Lehrkrankenhaus mit der medizinischen Fakultät der Harvard-Universität verbunden. Ich empfehle im Ernstfall sogar eine noch kohlenhydratärmere

Diät, bei der der Anteil an Kohlenhydraten 20 bis 30 Gramm pro Tag beträgt. Das gelingt, indem man komplett auf Ein- und Zweifachzucker verzichtet und Kohlenhydrate ausschließlich über die in Gemüse enthaltenen Mehrfachzucker zu sich nimmt.

Für den Ernährungsplan bedeutet das: viel Eiweiß, frisches Gemüse und gute Fette. Dagegen Nahrungsmittel wie Reis, Nudeln, Kartoffeln, süßes Obst sowie Süßigkeiten jeder Art komplett vermeiden.

Wer viel Süßes isst, bringt nicht bloß seinen Insulinspiegel durcheinander, sondern erhöht langfristig auch sein Risiko, an einem Tumor zu erkranken. Das sind alarmierende Nachrichten, nicht zuletzt für Eltern und Großeltern, die ihre Kinder und Enkel gerne mit Süßigkeiten verwöhnen.

Eine Studie[27] des bereits erwähnten Kinderarztes und Neuroendokrinologen Robert H. Lustig, Professor an der University of California, belegt, dass die meisten der heutigen chronischen Krankheiten auf Zuckerkonsum – und einen dadurch erhöhten Insulinspiegel – zurückgeführt werden können: »Wir begreifen allmählich, dass Insulin in bestimmten Gewebearten negative Wirkungen entfalten kann. Besondere Sorge bereitet uns dabei Krebs«, bestätigt auch sein amerikanischer Kollege Lewis Clayton Cantley, Chefarzt an der Harvard University.

Krebs braucht Zucker!

Dieser Zusammenhang lässt sich wissenschaftlich immer klarer belegen. 2013 gelang es etwa Radiologen des University College London (UCL), ihre Kernspinröhre speziell darauf einzustellen, im Körper nach Glukose zu suchen: Überall dort, wo der Körper Zucker angereichert hatte, leuchtete es auf.[28] Damit gelang ihnen die Weiterentwicklung eines herkömmlichen Testverfahrens, das mit radioaktiv markierter Glukose arbeitete.

Diese neue – sehr viel einfachere – Technik, genannt glucoCEST, macht sich zunutze, dass Tumore weit mehr Glukose verbrauchen als normales, gesundes Gewebe. Das heißt: Mögliche Tumore verraten sich dadurch, dass sich in ihrer Umgebung besonders viel Glukose befindet. Industriell verarbeiteter Zucker gehört zu den wichtigsten Treibern von Krebs, und zwar in einem so hohen Maße, dass sich die Krebsvorsorge möglicherweise eines Tages darauf verlassen kann, den Körper auf ungewöhnliche Zuckeransammlungen zu durchsuchen. Dabei, das entdeckten die Londoner Wissenschaftler, reicht die Menge an Zucker, die sich in einem halben Schokoriegel normaler Größe befindet, aus, um mit dieser neuen Methode Tumore nachzuweisen.

Die Masthormone, die der Körper als Reaktion auf Zuckerverzehr ausschüttet, füttern auch Krebszellen. Mit anderen Worten: Jedes Mal, wenn Sie eine Limonade trinken oder ein Stück Kuchen essen, produziert Ihr Körper bestimmte chemische Substanzen, über die sich Tumorzellen freuen.

Verstehen Sie mich bitte nicht falsch: Es geht mir nicht darum, Ihnen den Genuss eines Zwetschgendatschis im Spätsommer oder eines Stückchens Schokolade madig zu machen. Gegen ein solches Vergnügen dann und wann ist überhaupt nichts einzuwenden. Ich möchte Sie nur darauf hinweisen, welche Gefahren im unbedachten, regelmäßigen Verzehr von Industriezuckern, süßem Obst und sonstigen stark kohlenhydrathaltigen Lebensmitteln lauern.

Bevorzugen Sie regionale und Bio-Produkte

Obst, Gemüse und Fleisch von den Bauernmärkten Ihrer Region schmecken nicht nur besser als Konserven, Tiefkühlware oder Fertiggerichte aus dem Supermarkt, sie sind auch viel gesünder. Denn diese Lebensmittel stammen aus Ihrer Region, Ihrer natürlichen Umgebung, der sich Ihr Körper in Jahrtausenden der Evolution angepasst hat! Außerdem hat frisches Gemüse und Obst einen kürzeren Weg hinter sich gebracht, es konnte reif geerntet werden und kommt deshalb auch ganz ohne bzw. mit wesentlich weniger schädlichen Konservierungsmitteln (Geschmacksverstärkern und Zucker) aus. Noch besser sind saisonale *und* regionale Bio-Produkte.

Warum Bio-Lebensmittel besser sind

Bio heißt in der Tierhaltung, dass nur Futter aus ökologischem Anbau verfüttert wird und die Tiere artgerecht gehalten werden. Keine unethische und schändliche Massentierhaltung, die Tiere zu reiner Ware reduziert, sie in Käfigen oder auf engstem Raum zusammengepfercht ein (zwar) kurzes, aber häufig schmerzvolles Dasein fristen lässt. Wo sie oft verstümmelt, ihre Schnäbel abgeschnitten, ihre Schwänze gestutzt und ihre Hörner entfernt werden, damit sie sich in die auf Profit ausgerichteten Haltungssysteme einfügen lassen. Liegt die minimale Stallfläche beispielsweise bei konventionell gehaltenen Legehennen bei 12,5 Tieren pro Quadratmeter, sind es bei Bio-Geflügelhaltung maximal 6 Tiere pro Quadratmeter, die ein Gesamtgewicht von 21 Kilogramm nicht übersteigen dürfen. Achtung: Bio ist nicht gleich Bio. Supermarktketten-Bio unterliegt weniger strengen Kontrollen als etwa die ökologisch erzeugten Lebensmittel der Anbauverbände Demeter, Bioland und Naturland. Und die Produkte sind zudem vielfach in Plastik eingeschweißt (mehr zu Plastikverpackungen auf Seite 91).

Außerdem mein Rat: Essen Sie viel Gemüse. Gemüse ist basisch, das heißt: Es gleicht die Säure aus, die durch den Verzehr von schädlichem Ein- und Zweifachzucker, Alkohol und Stress gebildet wird und im Körper zu fatalen chronischen Entzündungen führen kann. Auch das Kauen spielt eine wichtige Rolle. Damit kann die Verdauung bereits im Mund beginnen. Das entlastet den Verdauungsapparat und unterstützt die Darmtätigkeit. Dies ist immens wichtig für das Immunsystem, ebenso wie regelmäßiges Fasten (siehe Seite 99).

Wunderwaffe Omega-3-Fettsäuren

Im Ranking der natürlichen Wunderwaffen gegen westliche Zivilisationskrankheiten nehmen Omega-3-Fettsäuren eine Spitzenposition ein. Unser Gehirn besteht zu unglaublichen zwei Dritteln aus diesem Stoff, der zu den »mehrfach ungesättigten Fettsäuren« zählt. Was das genau heißt? Hier eine kleine Erklärung:

Fett setzt sich aus sogenannten Triglyceriden zusammen. Das sind Verbindungen von Fettsäuren, die aus unterschiedlich langen Ketten von Kohlenstoffatomen bestehen. Zwischen den Atomen der Fettsäureketten bestehen chemische Bindungen – nämlich Einfach- und Doppelbindungen. Und das charakterisiert gesättigte oder ungesättigte Fette. Bestehen zwischen den Kohlenstoffatomen nur Einfachbindungen, spricht man von gesättigten, gibt es mindestens eine Doppelbindung, von ungesättigten, und bei zwei oder mehr Doppelbindungen von mehrfach ungesättigten Fettsäuren.

Mehrfach ungesättigte Fettsäuren sind auch der Grundbaustein der Membran von Nervenzellen: Ohne könnten diese untereinander nicht kommunizieren.[29]

Die häufig verwendeten gesättigten Fettsäuren erkennt man daran, dass sie bei Zimmertemperatur fest sind. Dazu gehören Butter und andere tierische Fette. Mehrfach ungesättigte Fettsäuren wie Omega-3-Fettsäuren dagegen sind in Ölen wie etwa Fisch-, Krill-, Lein-, Hanf- oder Walnussöl enthalten. Diese sind flüssig, und ihre Geschmeidigkeit entspricht – grob vereinfacht – auch der Flexibilität unserer Gehirnzellen.

Warum sprechen wir im Zusammenhang mit Omega-3-Fettsäuren von einer Wunderwaffe gegen westliche Zivilisationskrankheiten? Ganz einfach, weil zum Beispiel die Inuit, die sich von Fisch und dem Fleisch fetter Robben und Walrösser ernähren (während Kohlenhydrate auf ihrem Speiseplan komplett fehlen), weder Karies noch Bluthochdruck, Diabetes, Depressionen oder Krebs kennen. Diesen Zusammenhang beobachteten Wissenschaftler bereits Anfang des 20. Jahrhunderts. Allerdings gilt das nur, solange sie sich traditionell ernähren: auf die Jagd gehen, sich an feste Tagesrhythmen halten und Fleisch von Robben, Karibus oder Fisch essen und damit im Schnitt täglich bis zu 16 Gramm Fischöl zu sich nehmen. Denn seit sie Mitte des 20. Jahrhunderts zunehmend auf kohlenhydratreiche Industrienahrung umgestiegen sind und etwas bequemer wurden, leiden auch sie an Krebserkrankungen.

Doch nicht nur Fischöl, das aufgrund seines tranigen Geschmacks von vielen meiner Patienten lieber in Kapselform eingenommen wird, auch Leinöl ist ein wertvolles Antikrebsmittel, weil es noch mehr Omega-3-Fettsäuren besitzt als etwa Seefisch.

Bereits im vergangenen Jahrhundert hat die Biochemikerin Johanna Budwig (1908–2003) darauf hingewiesen, dass kaltgepresstes Leinöl und Leinsamen aufgrund ihrer vielen positiven Wirkungen auf den Organismus ausgezeichnete Lebensmittel zur Vorbeugung von Krebs seien. Fußend auf der Warburg-Hypothese entwickelte sie sogar eine Anti-Krebs-Diät. Diese umfasst reichlich Rohkost, milchsauer vergorenes Gemüse und Gemüsesäfte, Leinsamen, kaltgepresstes biologisches Leinöl, Bio-Quark und Hüttenkäse. Aufgrund ihres hohen Gehalts an schwefelhaltigen Aminosäuren sind Quark und Hüttenkäse in der Kombination mit Omega-3-Fettsäuren insofern günstig, weil sie die Omega-3-Fettsäuren leichter löslich und somit für den Körper besser resorbierbar machen.[30]

Tipps zum Verzehr von Leinöl

› Aufgrund seines hohen Gehalts an mehrfach ungesättigten Fettsäuren kommt es bei unsachgemäßer Lagerung schnell zur Oxidation der Fettsäuren, und das macht das Öl ungenießbar. Daher: Bewahren Sie Leinöl im Kühlschrank auf und verbrauchen Sie es innerhalb weniger Wochen nach dem Öffnen.
› Leinöl hat nur eine Haltbarkeit von 3 Monaten ab Abfüllung. Danach sollten Sie es nicht mehr verwenden. Achten Sie beim Einkauf (am besten in Bio-Qualität) darauf, dass es dunkel und gekühlt gelagert wurde.
› Die Dosis macht das Gift: Konsumieren Sie als Krebspatient nicht mehr als 100 Gramm pro Tag; zur Vorbeugung genügen 1–2 Esslöffel.
› Der doch sehr intensive Geschmack des Leinöls lässt sich (gerade beim täglichen Verzehr) neutralisieren, indem Sie es zum Beispiel in Smoothies oder in Salate (etwa zusammen mit Olivenöl) geben.

Neben Fischölen (z.B. in Lachs, Schellfisch, Thunfisch, Makrele oder Forelle) und pflanzlichen Ölen enthalten auch Chia-Samen, Walnüsse und Kiwis wertvolle Omega-3-Fettsäuren. Kiwibäume tragen inzwischen sogar in unseren Breitengraden Früchte. Man muss sie also nicht mehr aus Übersee importieren. Außerdem enthalten die grünen Früchte zellschützende Flavonoide. Das sind pflanzliche Farbstoffe, die entzündungshemmend wirken und vor Allergien schützen. Und chronische Entzündungen sind, das wissen wir ja, ein perfider Nährboden für Krebs. Auch Leinöl besitzt Inhaltsstoffe – nämlich Polyphenole –, die als Antioxidans freie Radikale entschärfen können.

Gefährliche Cafeteria-Diät

Dass Transfette, die in Fast Food, Keksen, Blätterteig und Chips vorkommen, gesundheitsgefährdend sind, ist vielen von Ihnen vermutlich bekannt. Sie erhöhen zwar nicht direkt das Krebsrisiko, docken aber im Körper an Stellen an, die eigentlich für die gesunden ungesättigten Fettsäuren vorgesehen sind. Das hat zur Folge, dass wir uns nie wirklich satt fühlen. Wir greifen immer wieder zu und wundern uns über mehr und mehr Gewicht auf der Waage. Das führt gerade bei Fast-Food- und Cafeteria-Essern zu einem erhöhten Risiko, an Krebs zu erkranken.[31] Hüten Sie sich also vor Transfetten, ganz besonders vor dem Verzehr von Palmfett!

Palmitinsäuren sind die Hauptbestandteile von Palmöl, und sie regen Tumorzellen dazu an, Metastasen zu bilden. So werden die fast ständig durch unseren Körper kreisenden Krebszellen, die normalerweise von unserem Immunsystem in Schach gehalten werden, erst richtig gefährlich! Wie wir wissen, können viele Tumore inzwischen gut behandelt werden – allerdings bevor sie Metastasen gebildet haben. Wenn der Krebs schon im Körper gestreut hat, ist die Erkrankung schwieriger zu bändigen.

Palmfett besteht aus Omega-6-Fettäuren, die zu den sogenannten gesättigten Fettsäuren gehören. Sie verstecken sich in vielen Fertiggerichten, Teigwaren und verarbeiteten Nahrungsmitteln aus dem Supermarkt.

Der Mechanismus, mit dem sich einzelne Krebszellen aus dem Zellverband lösen, um über den Blutstrom oder das Lymphsystem weiterzuwandern und an einer anderen Stelle des Körpers einen neuen Tumor entstehen zu lassen (in der medizinischen Fachsprache: zu metastasieren), ist nahezu unbekannt. Bisher wusste man auch nicht, ob alle bösartigen Zellen zur Metastasenbildung fähig sind oder nur bestimmte.

Jetzt sind spanische Grundlagenforscher am Institut für Biomedizin-Forschung in Barcelona einen entscheidenden Schritt weitergekommen. Sie konnten einen bestimmten Zelltyp in Mundhöhlenkarzinomen identifizieren, der in der Lage ist, Metastasen zu bilden: Dieser trägt den Rezeptor CD36 in seiner Zellmembran. Dieses spezielle Protein in der Zellwand ist dafür verantwortlich, Fettsäuren in die Zelle aufzunehmen. Das Erstaunliche: Als die Forscher bislang nicht metastasierende, also eher »harmlose« Zellen dieses Krebstyps mit dem Protein ausstatteten, waren auch diese plötzlich in der Lage zu streuen.

Dasselbe Phänomen zeigte sich auch bei Haut- und bestimmten Brustkrebszellen sowie bei Eierstock-, Blasen- und Lungenkrebs. Andere Krebsarten wurden bisher noch nicht auf den speziellen CD36-Metastasen-Marker untersucht.

Im zweiten Schritt untersuchten die Forscher vom Stammzell- und Krebslabor des spanischen Instituts, ob ein erhöhter Fettverzehr einen direkten Einfluss auf die Metastasenbildung hat. Dazu gaben sie Mäusen besonders fettreiches Futter und injizierten ihnen dann Mundhöhlenkrebszellen. Es zeigte sich ein deutlicher Anstieg der Metastasenbildung: Während normalerweise etwa ein Drittel der Mäuse mit einem Mundhöhlenkarzinom auch andere Tumore entwickelte, bekamen die mit extra fettreicher Kost gefütterten kranken Tiere in 80 Prozent aller Fälle Metastasen!

Nun gingen die Forscher noch einen Schritt weiter. Sie behandelten die Mundtumore zwei Tage lang mit der in Palmöl enthaltenen Palmitinsäure und spritzten sie dann in normal ernährte Mäuse. Das Ergebnis: Die Häufigkeit, mit der die Mäuse CD36-abhängige Metastasen entwickelten, verdoppelte sich von 50 auf 100 Prozent.

Dazu erklärte der Leiter der Studie[32], Salvador Aznar Benitah: »Wir brauchen weitere Studien, um den Zusammenhang von Ernährung und Metastasen klären zu können, vor allem, weil der Konsum von gesättigten Fettsäuren und Zucker in den industrialisierten Ländern dramatisch zugenommen hat. Fett ist für viele Körperfunktionen zwar unerlässlich, der unkontrollierte Konsum kann unsere Gesundheit aber durchaus beeinflussen, wie bereits am Beispiel von Darmkrebs und nun durch uns am Beispiel von Metastasen gezeigt wurde.«

Zurzeit testen die Wissenschaftler, wie sich unterschiedliche Fette in unserer Nahrung auf die Fähigkeit von Krebszellen zur Streuung auswirken. Die Veröffentlichung weiterer Ergebnisse steht noch aus. Doch so viel können die Forscher um Aznar Benitah bereits verraten: »Wir sehen interessante Unterschiede. Manche Fettsäuren feuern die Metastasenbildung an, andere nicht – und manche scheinen sogar davor zu schützen.«

Vielversprechende Resultate zeigen auch die Versuche der spanischen Forscher, einen Antikörper zu entwickeln, der die Bildung von Metastasen blockiert. Dieser Antikörper wirkte sogar bei Mäusen, bei denen der Tumor bereits gestreut hatte. Bei 20 Prozent der Tiere bildeten sich die Metastasen komplett zurück. Bei den anderen reduzierte der Antikörper die Anzahl und Größe der Metastasen um 80 bis 90 Prozent! Und das ohne nennenswerte Nebenwirkungen! Diese Ergebnisse lassen hoffen. Ein Patent wurde bereits beantragt. Ziel ist es nun, in fünf bis zehn Jahren einen therapeutischen Antikörper auch für den Menschen zur Verfügung zu stellen. Bis dahin gilt: Verzichten Sie so weit wie möglich auf Palmfette – auch der Umwelt zuliebe. Denn: Um Palmfett herzustellen, das sich in nahezu jedem zweiten Supermarktprodukt befindet (neben Lebensmitteln auch in Waschpulver, Lippenstiften etc.), werden große Flächen Regenwald gerodet.

Drei Maßnahmen, die das Immunsystem stärken

Das körpereigene Abwehrsystem ist unser Bollwerk, unsere stärkste Waffe gegen Krebs. Wer sich ketogen (siehe Seite 61) ernährt, auf wertvolle Fette, wenig Kohlenhydrate und gesunde Antioxidantien achtet, kann schon viel dazu beitragen, sein Immunsystem zu stärken. Im Folgenden finden Sie drei weitere Maßnahmen, mit denen Sie Ihre Abwehrkraft gegen Krebs noch weiter verbessern können:

1. Maßnahme: Eiweiß rauf!

Jede einzelne Zelle unseres Organismus braucht Eiweiß – Protein (abgeleitet vom griechischen *proteo* = ich gehe voran). Proteine sind lebensnotwendig; wer keine zu sich nimmt, ist in kürzester Zeit tot. Sie sind beispielsweise der wichtigste Baustein, den wir neben Eisen zur Produktion von Hämoglobin benötigen, der in den roten Blutkörperchen den Sauerstoff bindet und damit unsere Muskeln und unser Gehirn versorgt. Ein Mangel an Hämoglobin äußert sich etwa in Blässe, Schwindel, erhöhter Abgeschlagenheit und Lustlosigkeit. Viele Menschen – meistens Frauen – kommen in meine Praxis und berichten von einem chronisch niedrigen Eisenspiegel im Blut. Hier kann ich fast schon ohne Messung zusätzlich einen Eiweißmangel prognostizieren: Bei einem niedrigen Gesamteiweißspiegel besteht meist auch ein Mangel an dem Eisenspeicherprotein Ferritin. Der Körper kann das Eisen, das ihm über die Nahrung zugeführt wird, also auch nicht festhalten.

> Hämoglobin, das über den Sauerstofftransport in die Zellen unsere Leistungsfähigkeit enorm beflügelt und von dem Sportler aus diesem Grund gern möglichst viel im Blut haben wollen, besteht nur zu 1 Prozent aus Eisen und zu 99 Prozent aus Eiweiß.
> Mit anderen Worten: Mit einem niedrigen Eiweißspiegel ist es nur schwer möglich, Leistung zu bringen.

Ohne Eiweiß würden unsere Knochen brüchig werden und degenerieren und unsere Muskeln verkümmern. Die Folge von Eiweißmangel wäre Muskelabbau, was wiederum – verbunden mit der zunehmenden Knochenbrüchigkeit – die Sturzgefahr erhöhen würde. Und ohne Bewegung (aber dazu kommen wir noch) steigt das potenzielle Risiko, an Krebs zu erkranken.

Und nicht zuletzt spielen Proteine auch für unser Gehirn eine entscheidende Rolle. Das Gedächtnis besteht salopp gesagt aus geronnenem Eiweiß. Proteine steuern den Antrieb und pushen unsere Glückshormone. Meinen Patienten erkläre ich das gerne so: Die Glückshormonbildung funktioniert wie Kuchenbacken. Man benötigt die richtigen und vor allem ausreichend Zutaten. Und das sind immer essenzielle gehirnaktive Eiweißbausteine sowie etwas »Backpulver« (Katalysatoren) wie die B-Vitamine und das Zink. Wenig Zutaten = kleiner Kuchen. Viele Zutaten = großer Kuchen. Das hört sich einfach an, und das ist es auch. Nur die Pharmaindustrie möchte das lieber nicht verstehen. Denn die essenziellen Aminosäuren in unserer Nahrung, die wir zur Hormonproduktion benötigen, lassen sich nicht patentieren, Psychopharmaka dagegen schon.

Ein zu niedriger Eiweißspiegel lässt alle unsere Körperfunktionen auf Sparflamme laufen – auch unser Immunsystem und damit unsere Abwehrkräfte gegen innere und äußere Gesundheitsgefahren.

Trotzdem sind Proteine bei einigen Onkologen und Krebsforschern in Verruf geraten. Wie konnte es angesichts der enormen und unumstrittenen Bedeutung, die das Eiweiß für unsere Gesundheit einnimmt, dazu kommen? Grund für den schlechten Ruf des Proteins ist das Buch *China Study*[33], das erstmals 2004 von T. Colin Campbell, einem emeritierten Professor für Biochemie an der Cornell University, und seinem Sohn veröffentlicht wurde und bis heute für nachhaltige Irritationen in der Medizinwelt sorgt. In dieser umstrittenen »Studie« interpretieren die Campbells eine bereits bestehende Datenmenge, die von der Pekinger Regierung im ländlichen China erhoben worden war. Und kommen zu dem Ergebnis, dass es zwischen Krebs und Eiweiß einen Zusammenhang geben müsse. Entsprechend warnen sie vor dem Verzehr tierischen Eiweißes und empfehlen, man solle Krebszellen durch Eiweißmangel »aushungern« und seine Ernährung auf rein pflanzliche Proteine umstellen.

Der gegenwärtige Hype um einen veganen Lebensstil scheint diesem zweifelhaften Rat recht zu geben. Vegan zu leben, ist derzeit hip und angesagt. Lifestyle-Magazine, Frauenzeitschriften und Ernährungsberater überschlagen sich mit Rezepten und Ratschlägen, wie die Umstellung auf rein vegane Kost gelingt. Vegane Food-Konzepte und Produkte überschwemmen den Markt. Natürlich ist nichts einzuwenden gegen eine ausgewogene Ernährung mit Schwerpunkt auf Gemüse, Obst und pflanzliche Proteine. Sie ist der Königsweg für unsere Gesundheit! Doch beschleicht mich oft der Verdacht, dass es so manchem orthodoxen Veganer mehr um ein modisches Statement als um die Sache geht. Und vermarkten lässt sich sowieso fast alles.

Doch die Zahl der Veganer und Vegetarier wächst unaufhaltsam, und ihre Protagonisten weisen gerne darauf hin, dass sich Krebszellen von Eiweiß ernähren. Eine Binsenweisheit! Denn natürlich leben Krebszellen von Eiweiß! Wie jede andere menschliche Zelle brauchen sie den Baustoff, um sich zu teilen und wachsen zu können. Und es ist Fakt, dass sich Krebszellen besonders häufig und rasch teilen und daher sehr viele Aminosäuren konsumieren.

Wäre es stattdessen nicht sehr viel klüger, an dem einen entscheidenden Punkt anzusetzen, an dem sich Krebszellen von gesunden Zellen unterscheiden? Und den kennen wir ja mittlerweile. Alle Zellen benötigen Eiweiß, aber nur die Krebszellen sind auf Zucker angewiesen. Hier können wir also ganz gezielt und selektiv die Krebszellen aushungern und die guten Zellen schützen. Das schaffen weder Chemotherapie noch Bestrahlung.

Zudem ist gerade auch unser Immunsystem auf hochwertige Proteine angewiesen. Und das ist – wie wir wissen – neben dem Verzicht auf Kohlenhydrate unsere zweitwichtigste Instanz im Kampf gegen den Tumor. Für ein intaktes Immunsystem ist es insbesondere wichtig, dass in unseren Muskeln das dafür notwendige Protein Glutathion gebildet wird, das unsere Abwehr stärkt. Glutathion besteht aus drei Aminosäuren: Glutaminsäure, Cystein und Glycin. Es ist in fast allen Zellen in hoher Konzentration vertreten und zählt zur Gruppe der Antioxidantien.

Um herauszufinden, wie gut das Immunsystem meiner Patienten arbeitet, messe ich grundsätzlich den Eiweißspiegel, der bei einem normalen, beim Internisten gemachten Blutbild regelmäßig unter den Tisch fällt. Im Gegensatz zu vielen Kollegen halte ich einen Eiweißspiegel von über 7,7 g/dl für ideal, erst da beginnt das gesunde Leben. Nur so können wir den Aufbau von Muskeln, Knochen, Immunsystem und Hormonen beflügeln und unser Gehirn fit und belastbar halten.

Um vom unteren Bereich eines normalen Eiweißspiegels (6,2 g/dl) in den oberen (8,6 g/dl) zu kommen, können bei regelmäßiger Eiweißeinnahme auch über Nahrungsergänzungsmittel bis zu 18 Monate vergehen. Sobald Sie beginnen, viel Eiweiß zu essen, werden die Aminosäuren in körpereigene Vitalstoffe umgewandelt. Der Lohn: Ihre Lebensfreude steigt an, Energie und Dynamik nehmen zu, Sie sind rundum fitter! Allerdings nur, wenn Ihre Depots nicht bereits leer sind. In diesem Fall ist eine geballte Aufnahme von essenziellen Aminosäuren nötig. Und das schaffen wir dann nur über Nahrungsergänzungsmittel.

Was den Verzehr von Fleisch anbelangt, gilt meiner Meinung nach: Je weniger Beine ein Tier hat, desto besser. Also kommen erst Fisch, Geflügel und dann rotes Fleisch von Wild, Lamm, Rind, Kalb. Von Schweinefleisch rate ich ab, da sind zu viele schlechte Fette drin. Aber keine Angst vor rotem Fleisch! Berichte, dass rotes Fleisch schädlich wäre, stammen meist aus den USA. Dort sind allerdings vier Kälbermastmittel erlaubt, die bei uns glücklicherweise verboten sind. Und immer am besten Bio-Qualität kaufen. Tiere, die sich ihr Futter selbst gesucht haben, sind deutlich gesünder als die gemästeten Kollegen. Darum ist auch Wild zu bevorzugen: In der freien Wildbahn gibt es nur Grünzeug und kein Kraftfutter. Und die wilden Tiere haben nie einen Tierarzt gesehen. Viele Stalltiere bekommen Antibiotika prophylaktisch verabreicht – ob sie diese nun brauchen oder nicht, und das hat Auswirkungen …

2. Maßnahme: Bewegung und Sport

Anders als beim umstrittenen Thema Eiweiß sind sich die Wissenschaftler bei der gesundheitsfördernden Wirkung von Bewegung zur Stärkung des Immunsystems und damit auch zur Krebsvorsorge einig. Kein vernünftiger Mensch würde heute noch auf die Idee kommen, sich mit der flapsigen Lieblingsausrede aller Bewegungsmuffel »Sport ist Mord« im Freundeskreis oder in den sozialen Medien zu brüsten: Körperliche Aktivität ist gesund und beugt zahlreichen Zivilisationskrankheiten, darunter auch dem Krebs, vor.

Bewegung macht nicht nur Spaß, baut Muskeln auf und Fett ab, sondern kurbelt auch die Produktion der körpereigenen Glückshormone an, stärkt die Körperkontrolle und fördert so die Beweglichkeit bis ins hohe Alter. Sie wirkt sich also in vielerlei Hinsicht positiv auf unsere Gesundheit aus.

Wussten Sie beispielsweise, dass Naturvölker wesentlich seltener an Krebs erkranken als die Menschen in den westlichen Wohlstandsgesellschaften? Zwar liegt der statistische Wert ihrer durchschnittlichen Lebenserwartung niedriger als bei uns, doch dies ist hauptsächlich die Folge der vergleichsweise hohen Kindersterblichkeit in den Dörfern der Ureinwohner Südamerikas oder Afrikas. Wer am Amazonas oder im afrikanischen Busch sein erstes kritisches Lebensjahr überlebt, hat durchaus sehr große Chancen, überdurchschnittlich alt zu werden. Einer der entscheidenden Gründe dafür dürfte die tägliche Bewegung sein. Körperliche Aktivitäten spielen bei Naturvölkern eine wesentliche Rolle. Sie müssen sich bewegen, um Nahrung zu finden! Das mussten wir früher auch – für viele kaum noch vorstellbar. Neben einigen anderen Faktoren wie Ernährung oder biologisch intakte Natur, auf die ich später noch eingehen werde, trägt auch dieser Faktor dazu bei, dass ihr Lebensstil wesentlich gesünder ist als der unsere.

Bei vielen Bewohnern der saturierten Industrienationen beschränkt sich der tägliche Bewegungsradius auf die paar Schritte vom Bett zum Kühlschrank und zum Auto und dann noch am Arbeitsplatz vom Schreibtisch zur Kantine. Kein Wunder, dass wir dabei immer dicker, unglücklicher und anfälliger für Zivilisationskrankheiten werden.

Das wird auch beim Thema Krebs spürbar, und so erstaunt es nicht, dass Sport und Bewegung eine wichtige Rolle bei der Vorbeugung von Tumoren spielen. Medizinische Studien zeigen, dass Menschen, die sich viel bewegen, ihr Risiko senken, zumindest an einigen der häufigsten Krebsarten zu erkranken. Ob man körperlich arbeitet oder in der Freizeit Ausdauer- oder Kraftsport betreibt, scheint dabei erst einmal zweitrangig zu sein.

Als einer der ersten deutschen Wissenschaftler erkannte der Kölner Professor Gerhard Uhlenbruck die Bedeutung des Sports für die Prävention von Krebs. Der Mediziner gilt als einer der deutschen Wegbereiter der Immunologie, dem Zweig der Medizin, der die biochemischen Faktoren, die bei der Körperabwehr aktiv werden, untersucht. Er beschäftigt sich mit Fragen wie diesen: Auf welche Weise gelingt es dem Immunsystem, die toxische Wirkung von Bakterien, Pilzen und Viren zu entschärfen? Wie werden Umweltgifte unschädlich gemacht? Welche biochemischen Reaktionen laufen im Körper ab, wenn Zellen anfangen zu entarten? Mit welchen Mechanismen gelingt es dem Immunsystem, den Körper vor solchen Attacken zu schützen? Dazu untersuchte der Forscher eingehend, wie unser Immunsystem auf Bewegung reagiert.

Fußend auf seinen Erkenntnissen rief er das Projekt »Sport und Krebs« des Landessportbundes in Nordrhein-Westfalen ins Leben und gab mit diesem Pilotprojekt entscheidende Impulse für die Gesundheitsprävention. Er schreibt in seinem Artikel »Sportliches Ausdauertraining im Hinblick auf die Prävention von Prostata-Krebs«[34], dass es »sehr wahrscheinlich« sei, dass ein Kalorienverbrauch durch Sport und körperliche Arbeit von 1000 bis 3000 Kilokalorien pro Woche das Risiko, etwa an Prostatakrebs zu erkranken, reduziert. Dieses Maß an Bewegung entspricht genau den allgemeinen ärztlichen Empfehlungen zur Prävention eines metabolischen Syndroms und zur Verhinderung von Herz-Kreislauf-Erkrankungen sowie Diabetes. Übrigens: Auch an Dickdarm-, Brust-,

Gebärmutter- und Lungenkrebs erkranken sportlich Aktive weniger häufig, fanden inzwischen weitere Studien zu dem Thema heraus.

3. Maßnahme: Mentale Power, Gelassenheit und positives Denken

Auch unsere innere Haltung trägt wesentlich dazu bei, gesund zu bleiben. Gelassenheit und eine positive Lebenseinstellung unterstützen unseren Körper darin, ein starkes Immunsystem aufzubauen. Ich werde später, in Kapitel 4, noch einmal ausführlicher auf die mentalen Faktoren unserer Gesundheit eingehen. Denn es gibt einen neuen Forschungszweig, die Psychoneuroimmunologie (PNI), die sich mit den Wechselwirkungen zwischen Psyche, Nerven- und Immunsystem beschäftigt und sehr spannende Erkenntnisse gerade in Sachen Krebs gewonnen hat.

Doch so viel vorweg: Eine positive Lebenseinstellung hängt nicht zuletzt mit unserer Wahrnehmung und unseren alltäglichen Denkgewohnheiten zusammen. Damit also, welche Dinge wir registrieren, worauf wir besonders achten und wie wir bestimmte Ereignisse und Situationen bewerten.

Fakt ist: Wir alle nehmen selektiv wahr. Das ist biologisch und kulturell festgelegt. Ohne diese eingebauten Filter würden wir in jeder wachen Minute von Sinneseindrücken überschwemmt und wären sehr bald völlig handlungsunfähig, gelähmt von der Fülle an Informationen und Möglichkeiten.

Deshalb berücksichtigen wir – vereinfacht ausgedrückt – vor allem jene Informationen, die zu unseren Überzeugungen, unseren Erfahrungen und – ja, leider auch – zu unseren Vorurteilen passen. Alles andere wird ausgeklammert, einfach nicht wahrgenommen. Das funktioniert völlig automatisch und unbewusst – wie ein Kamerafilter, der nur bestimmte Lichtstrahlen an die Linse durchlässt.

So lässt sich auch erklären, dass nach einem Verkehrsunfall nicht selten mehrere Zeugen bei der Vernehmung durch die Polizei die unterschiedlichsten und widersprüchlichsten Versionen des Unfallgeschehens schildern. Sie tun dies nicht bewusst und mit böser Absicht, sondern weil jeder etwas anderes gesehen hat und in seiner Aussage auch eine andere Interpretation vornimmt. Das ist typisch menschlich und unserer selektiven Wahrnehmung geschuldet.

Ein anderes Beispiel, das Sie sicher aus eigener Erfahrung oder Beobachtung kennen: Wer selbst ein Kind erwartet, sieht plötzlich nur noch Frauen mit dicken Bäuchen oder Männer, die Kinderwagen schieben. Unsere Aufmerksamkeit ist dann derart auf das Thema Kind fixiert, dass vieles andere übersehen und schlichtweg ausgeklammert wird.

Ähnlich geht es frisch Verliebten. Wer gerade einen neuen Partner kennen- und lieben gelernt hat, trägt die berühmte rosa Brille und überträgt sein Glücksgefühl auf die ganze Welt. So weit, so gut.

Leider funktioniert es andersherum genauso: Unsere selektive Wahrnehmung kann zu fatalen Fehlinterpretationen und unglücklich machenden Denkschleifen führen. In Situationen, in denen wir uns unsicher, gestresst und körperlich und/oder psychisch geschwächt fühlen, tendieren wir dazu, schwarz zu sehen. Wir denken in Extremen, malen den Teufel an die Wand und ziehen verallgemeinernde Schlüsse aus singulären Beobachtungen. Dann prognostizieren wir aus der trüben Gegenwart in die Zukunft und übersehen das Positive – oder entwerten es unbewusst. Wenn uns ein Fehler unterläuft, sehen wir das nicht als ziemlich normal und typisch menschlich an, sondern stempeln uns pauschal und vorschnell als komplette Versager ab.[35]

Im sozialen Miteinander kann das zu Komplikationen führen, die uns gar nicht bewusst sind. Hand aufs Herz: Wie oft nehmen wir ein Ereignis oder das Verhalten eines anderen Menschen persönlich, beziehen es ausschließlich auf uns selbst und fühlen uns dann vorschnell gekränkt? Nicht selten setzen wir einen Teufelskreis in Gang: Wir geben uns selbst die Schuld für etwas, fühlen uns verantwortlich und übersehen alle anderen Faktoren. Damit blockieren wir uns, ohne es zu merken, verheddern uns im Gestrüpp negativer Gedanken und sitzen fest in einem selbst gezimmerten Käfig aus Frustration.

Der US-amerikanische Psychologe und Psychotherapeut Albert Ellis (1913–2007) gilt als Vordenker der kognitiven Verhaltenstherapie und erkannte als einer der Ersten, wie überzogene innere Ansprüche zu Starrheit und emotionalen Problemen führen können. Und wie schnell wir uns von der Sprache aufs Glatteis führen lassen. Seine bis heute gültige Empfehlung: Vermeiden Sie Wörter wie »müssen«, »sollen«, »nicht dürfen«, »immer« und »nie«. Denn: Sie stimmen nur selten und bringen uns keinen Schritt weiter.

Wer davon überzeugt ist, dass man »nie« einen Fehler machen darf, setzt nicht nur sich selbst, sondern auch seine Mitmenschen unter Druck. Und andauernder Druck macht krank. Wer die Messlatte an sich und andere zu hoch legt, wird zwangsläufig enttäuscht. Wer glaubt, dass ausgerechnet ihm »immer nur« Schlechtes widerfährt, übersieht Lösungsmöglichkeiten und verkrampft sich so sehr, dass er das Negative vor lauter Angst und Sorge magisch anzieht.

Einen guten Weg, um negativen Gedanken und Selbstentwertungen entgegenzuwirken und seinen inneren Frieden zu finden, zeigt die kognitive Verhaltenstherapie. Ebenso wie die Buddhisten richten auch die Verhaltenspsychologen ihren Blick auf die Macht der Gedanken und versuchen, sie zu steuern. Ein sinnvoller Ansatz, da Gedanken auch unsere Emotionen beeinflussen und umgekehrt. Die kognitive Verhaltenstherapie untersucht, wie Gedanken und Verhaltensmuster unser Empfinden beeinträchtigen und auf Dauer krank machen können. Sie zeigt Techniken, wie man negative Gedanken in positive umwandeln kann und durch einfache Übungen einen neuen, optimistischen Blick auf sich und seine Zukunft erhält.

Wie das geht? Nun, indem wir unsere Wahrnehmungs- und Gedankenfilter unter die Lupe nehmen und uns die konkrete Situation genauer ansehen und unsere Perspektive erweitern. Wenn die Freundin nicht zurückruft, muss das nicht zwangsläufig daran liegen, dass man ihr gleichgültig ist. Vielleicht hat sie Ihre Nachricht gar nicht erhalten, weil ihr Handy nicht aufgeladen war. Oder sie hat ihr Handy verloren und damit auch Ihre gespeicherte Telefonnummer. Möglicherweise hat sie gerade keine Zeit, weil ihr Kind krank ist … Es gibt tausend Gründe – aber keinen einzigen, sich den Tag deswegen verderben zu lassen. Ein Tipp am Rande: Wer durch einen hohen Eiweißspiegel im Blut automatisch für eine höhere Produktion des Glückshormons Serotonin sorgt, der ist von vornherein besser gewappnet gegen solche Gedanken des Selbstzweifels. Ein niedriger Spiegel dagegen macht weniger resilient und durchlässiger für Stress und Selbstzweifel. Auch das Gedankenkarussell, das ständig in unserem Kopf abläuft, freut sich über einen hohen Serotoninspiegel. Dann dreht sich ganz automatisch alles mehr um die positiven Dinge. Bei einer geringen Serotoninproduktion ist dagegen eher eine emotionale Berg- und Talfahrt angesagt. Also Hausaufgabe für heute Abend: Wenn Sie zur Ruhe kommen und Ihr Kopf das Kissen berührt, hören Sie einmal hinein in Ihren inneren Dialog. Wie ist die Qualität Ihres Kopfkinos? Dreht sich alles eher um die positiven Ereignisse, die schönen Dinge, oder werden Sie überwiegend von negativen Gedanken, Gefühlen und Emotionen beherrscht?

Zu einer positiven Lebenseinstellung – oder Mentalhygiene, wie ich es nenne – gehört auch der gekonnte Umgang mit Komplimenten. Das können wir Nord- und Mitteleuropäer nämlich meist nicht so besonders gut. Anstatt uns zu freuen und uns für das nette Feedback zu bedanken, wiegeln viele von uns erst mal ab. Das hört sich dann beispielsweise so an: »Du siehst toll aus heute Abend.« – »Ach, hör auf, das liegt nur an dem schmeichelhaften Kerzenlicht. Bei dieser Beleuchtung sieht selbst meine Oma noch jung aus.« Oder: »Danke für das ausgezeichnete Essen, es hat großartig geschmeckt. Du bist wirklich ein guter Koch.« – »Na ja, bei diesem Rezept kann man nun wirklich nichts falsch machen.«

Doch! Man kann es falsch machen. Dieses dumme, oft auch einfach nur kokette Abwiegeln und Sich-klein-Machen ist falsche Bescheidenheit. Und mit der bringen wir nicht nur uns selbst um eine Freude, sondern entwerten und enttäuschen gleichzeitig auch die anderen, die uns wertschätzen und etwas Gutes sagen wollen.

Selbst Ihre äußere Haltung hat ungeahnten Einfluss auf Ihre innere Gedankenwelt. Wer mit erhobenem Haupt, gestrafften Schultern – ganz nach dem Motto »Brust raus, Bauch rein« – aufrecht durchs Leben schreitet, sorgt allein dadurch für positivere Gedanken. Achten Sie einmal auf Ihre Mitmenschen oder auf Ihr eigenes Bild im Spiegel. Meist ist die Haltung nämlich genau umgekehrt: Der Bauch ist draußen, und die Schultern hängen innenrotiert nach vorne. Ihre Goldmedaille von den letzten Olympischen Spielen könnte man so gar nicht erkennen. Darum stellen Sie im täglichen Leben immer wieder sicher, dass Ihr Umfeld Ihre Goldmedaille stets auf den ersten Blick sehen kann!

Meine Tipps für mehr Lebensfreude und innere Gelassenheit

› Freuen Sie sich über ein Lob und verteilen Sie selbst welches.
› Bevor Sie sich über ein Verhalten, eine Situation ärgern, versuchen Sie, Ihre Perspektive zu weiten. Wenn

Sie sich über etwas auffallend stark aufregen, bedeutet das meistens, dass Ihnen ein eigener Charakterzug, den Sie an sich selbst nicht mögen, gespiegelt wird.

- Seien Sie liebevoll und geduldig – auch mit sich selbst! Am besten gehen Sie mit sich selbst um wie mit einem sehr guten Freund. Diese Haltung des Selbstmitgefühls sorgt, so die US-amerikanische Psychologin Kristin Neff in der Zeitschrift *Psychologie Heute*[36], für mehr seelische Ausgeglichenheit und beugt sogar Depressionen vor. Natürlich kann man sich nicht um 360 Grad drehen, klar. Sie können aus einer Zitrone süße Zitronenlimonade machen, aber keinen Himbeersirup, meinte der israelische Persönlichkeitsexperte Samy Molcho, als das Nachrichtenmagazin *Focus* ihn fragte[37], inwieweit Menschen sich verändern könnten. Und: Bis zum 60. Lebensjahr ist Veränderung relativ leicht möglich, danach wird es schwieriger.
- Vermeiden Sie sprachliche Saboteure wie »müssen«, »sollten«, »nicht dürfen«, »nie« und »immer«.
- Machen Sie sich bewusst, was Sie denken und wann Sie im K-Modus – im Konfrontations- und Killermodus – sind. Das gibt Ihnen die Chance, Ihre Gedanken gezielt in eine andere Richtung zu lenken. Eine wichtige Fähigkeit, denn, und da stimme ich dem Mentaltrainer Jens Corssen völlig zu: Was ich denke, ziehe ich auch in mein Leben. Aus diesem Grund rät Corssen zu einer gehobenen Gestimmtheit: ein Zustand zwischen einer positiven Grundstimmung und Verliebtsein. Diese Haltung macht weniger verletzbar und empfindlich und schenkt uns mehr Gelassenheit und – als positiven Nebeneffekt – mehr Erfolg im Leben.

- Überlegen Sie, was Ihnen guttut (und Ihnen und anderen nicht schadet). Dazu ist es sinnvoll, sich in einer ruhigen Minute einmal hinzusetzen und aufzuschreiben: Was gefällt mir, macht mir Freude bzw. hat mir Freude bereitet? Manchmal entdeckt man in der Vergangenheit versteckte Oasen der Lebensfreude, die im Laufe des Erwachsenenlebens mit all seinen Verpflichtungen vertrocknet sind.
- Lassen Sie die Freude in Ihr Leben einziehen. Erstellen Sie eine Liste von Dingen und Aktivitäten, die Ihnen gefallen, die Sie gerne tun, und »arbeiten« Sie diese ebenso konsequent ab wie Ihre übrigen täglichen Aufgaben; aber ohne Stress und schlechtes Gewissen, sondern mit Genuss! Gönnen Sie sich diese Zeit für sich und nehmen Sie diese Phasen der Muße und Regeneration genauso wichtig wie Ihren Beruf.
- Träumen Sie sich Ihr Leben schön. Ich nenne das »Servolenkung des Lebens«, wenn man klare Ziele und Visionen hat, die man sich einprogrammiert. Dazu stellen Sie sich im Entspannungszustand vor Ihrem inneren Auge ganz genau vor, was Sie gerne erreichen möchten. Je farbenfroher, detaillierter und emotional aufgeladener dieser innere Film ist, desto besser! So machen es auch Profisportler vor entscheidenden Wettkämpfen. Und wenn Sie dann noch im täglichen Leben danach streben, Ihre Vision bestmöglich umzusetzen, und dem Leben mit einer gehobenen Gestimmtheit begegnen, geben Sie außerdem Ihrem Immunsystem einen starken Kick.
- Malen Sie sich aus, wie Sie Ihren 90. Geburtstag feiern, mit wem Sie zu diesem Anlass einen schwungvollen

Salsa aufs Parkett legen und was es Gutes zum Nachtisch gibt. Diesen Tag dürfen Sie sich ruhig verzuckern, denn: Keine Regel ohne Ausnahme. Und: Legen Sie sich für diese Gelegenheit schon mal ein paar Flaschen richtig guten Rotwein in den Keller: Gut gereifter und gelagerter Rotwein schmeckt nämlich nicht nur besser, er trägt auch zur Krebsprophylaxe bei. Am besten gestalten Sie sich ein Klebebild, das Sie mit 90 Jahren bei voller Gesundheit zeigt und das Sie an einem gut sichtbaren Ort aufhängen. Denn: When you can dream it, you can make it!

› Glauben Sie an sich. Wenn Wille und Glaube konkurrieren, gewinnt immer der Glaube. Was nützt der beste Wille, wenn Sie nicht glauben, Ihr Ziel auch erreichen zu können. Das ist das Wichtigste, was ich Ihnen aus meiner Erfahrung als Arzt sagen kann: Wer felsenfest daran glaubt, dass er gesund wird, schafft das auch. Überzeugung versetzt Berge! Das macht echte mentale Power aus. Entscheiden Sie sich immer dafür, dass das Glas halb voll ist und nicht halb leer. Denn welche Chancen Sie haben, das bestimmen Sie selbst mit der Macht Ihrer Gedanken, das sollten Sie nicht vergessen! (Mehr zu dem Thema, wie sehr unser Denken, unsere Gefühle und unsere Gesundheit zusammenhängen, erfahren Sie in Kapitel 4.)

Die Kraft der Vitamine nutzen

Viele Krankheiten basieren auf einem Mangel an Vitalstoffen. Oft führen auch Medikamente zu solchen Defiziten. Es gibt einige Vitamine, von denen Sie auf keinen Fall zu wenig in Ihrem

Körper haben sollten, weil sie als wirkungsvolle Krebsschutzmittel dienen: Das sind die B-Vitamine, zu denen auch die Folsäure gehört, und das Vitamin D.

Hochdosierte B-Vitamine

Um Krebs vorzubeugen, sind die B-Vitamine sehr wichtig. Dazu gehören acht essenzielle Vitamine, die die Nerven unterstützen, die Blutfettwerte regulieren und zu Vitalität und entspanntem Wohlbefinden beitragen. Alle acht Vitamine der B-Gruppe ergänzen sich gegenseitig. Ihre wichtigste Aufgabe besteht darin, den Energiestoffwechsel der Zelle zu regulieren.

Bei einem Mangel an B-Vitaminen fühlen wir uns müde, erschöpft, unkonzentriert und leistungsschwach. Außerdem sind wir anfälliger für Infekte, und das Nervenkostüm liegt blank. Ein lang anhaltender Mangel an diesen Vitaminen wird auch mit der Entwicklung von Demenz, chronischer Erschöpfung und Depression in Verbindung gebracht. Die Folgen einer dauerhaften Unterversorgung zeigen sich oft erst im Alter – und dann ist es nicht selten zu spät, den Mangel auszugleichen.

Vitamin B müssen wir täglich in ausreichender Menge mit der Nahrung zu uns nehmen. Der Grund: Bis auf das Vitamin B_{12} sind alle B-Vitamine wasserlöslich und können nicht vom Körper gespeichert werden. Allerdings sind unsere Lebensmittel wegen der Monokulturen auf den Feldern und der oftmals versauerten Böden nicht mehr so vitaminreich wie früher. Zusätzlich tragen eine ungesunde Ernährungsweise (viel Zucker, Kaffee, Alkohol etc.) und Stress zu einem übermäßigen Vitamin-B-Verbrauch bei. Aus diesem Grund stelle ich bei vielen meiner Patienten Mangelerscheinungen fest. Gerade beim Vitamin B_{12} – obwohl es vom Körper gespeichert werden kann. Es ist in höchster Konzentration in tierischen Produkten und in geringerer in Algen, Wildpflanzen, Bio-Obst und milchsauer vergorenem Gemüse enthalten.

Auch die Folsäure gehört zum Vitamin-B-Komplex, sie wird auch B_9 genannt und ist zusammen mit dem Vitamin B_{12} essenziell für die Zellteilung und Zellneubildung sowie für die Reparatur des Erbguts zuständig. Neuere Forschungen zeigen, dass eine ausreichende Folsäureversorgung möglicherweise das Risiko für bestimmte Krebsarten wie Dickdarmkrebs reduziert[38]. Frische Leber, grünes Blattgemüse, Kräuter, Kohl, Spinat, Mangold und Brokkoli sind die wertvollsten natürlichen Lieferanten für Folsäure, enthalten aber auch andere Vitamine und Mineralstoffe, die für unser Immunsystem wichtig sind. Achtung: Schon leichtes Erhitzen zerstört die Folsäure weitgehend. Um dem Risiko von chronischen Entzündungen und damit auch von Krebsherden vorzubeugen, empfiehlt sich oftmals eine zusätzliche Vitamin-B-Substitution über entsprechende Präparate.

Achtung:
Keine B-Vitamine und Folsäure für Krebspatienten

So wichtig B-Vitamine und Folsäure für jeden Menschen sind, so sehr müssen Krebspatienten die Zufuhr auf das in der normalen Nahrung enthaltene Minimum beschränken. Jedem gesunden Menschen empfehle ich die zusätzliche Einnahme dieser Vitamine – Krebspatienten nicht. Denn diese Vitamine fördern jegliches Zellwachstum und differenzieren nicht – ganz im Gegenteil zu Vitamin C – zwischen den gesunden und den Krebszellen.

Vitamin D – das Sonnenhormon

Lange Zeit unterschätzt, rückt auch die gesundheitsfördernde Wirkung von Vitamin D inzwischen verstärkt in den Fokus. Amerikanische Wissenschaftler legten als Erste die Vermutung nahe, dass dieses Vitamin, das eigentlich ein Hormon ist, dem

Immunsystem helfen kann, die Aktivierung der sogenannten T-Zellen zu fördern, welche Tumorzellen erkennen und angreifen können.

So fanden Bostoner Onkologen heraus, dass Menschen mit einem hohen Vitamin-D-Spiegel seltener Tumore entwickeln und sie im Fall einer Erkrankung bessere Überlebenschancen haben. Nach Einschätzung der Mediziner deutet viel darauf hin, dass Vitamin D die Abwehrkräfte gegen Darmkrebs steigern und die Sterblichkeit um deutliche 15 Prozent reduzieren könne.[39] Auch der US-Forscher Professor Michael F. Holick ist davon überzeugt, dass Vitamin D nicht nur Erkältungen, Osteoporose und einem Herzinfarkt vorbeugen kann, sondern in der Prostata sowie in Brust und Darm Krebszellen am Wachstum hindert. An die 15 verschiedene Krebsarten stehen ihm zufolge im Zusammenhang mit einem niedrigen Vitamin-D-Spiegel.

Der Körper kann Vitamin D mithilfe von Sonnenlicht selbst herstellen, allerdings nur im Sommer und wenn wir uns regelmäßig im Freien aufhalten. Dann produziert die Haut 80 bis 90 Prozent unseres Bedarfs an Vitamin D. Die restlichen 10 bis 20 Prozent müssen wir über die Nahrung aufnehmen. Einen hohen Anteil an Vitamin D haben fette Fischsorten wie Lachs, Hering und Makrele, aber auch Lebertran.

Oftmals reicht die Produktion bzw. Aufnahme von Vitamin D über Sonnenlicht und Ernährung aber nicht aus, wie wir inzwischen wissen. Die bundesweite »Studie zur Gesundheit Erwachsener in Deutschland« der Deutschen Gesellschaft für Ernährung[40] kommt zu dem Ergebnis, dass 60 Prozent der Deutschen unter einem Vitamin-D-Mangel leiden, und empfiehlt eine tägliche Vitamin-D-Aufnahme von 800 IE. (IE ist die Abkürzung von Internationaler Einheit; sie gilt als Maßeinheit für verschiedene medizinische Substanzen; beim Vitamin D_3 z. B. entspricht 1 IE 0,025 µg.) Dem weltweit wohl bekanntesten Vitamin-D-Forscher Professor Cedric Garland ist das zu wenig.

Der Experte, der am Krebsforschungszentrum der Universität von San Diego arbeitet, meint, dass zwei der gefährlichsten Krebsarten – Brust- und Darmkrebs – so gut wie verhindert werden könnten, indem wir den Vitamin-D-Spiegel in der Bevölkerung auf 40 bis 60 µg/l (Mikrogramm pro Liter) erhöhen. Das entspricht 1600 bis 2400 IE. Ich empfehle meinen Patienten als Prophylaxe 3000 IE täglich, und zwar das Vitamin D von Sanaponte, weil das auch gleich das wichtige Vitamin K_2 enthält. Das sorgt dafür, dass sich Calcium im Knochen und nicht in den Blutgefäßen ablagert. Im Alter wünschen wir uns harte Knochen und weiche Blutgefäße – nicht umgekehrt.

Alltagsgifte vermeiden

Umweltgifte lauern praktisch überall: im Boden, im Wasser, in der Luft, in unserer Nahrung, unserer Kleidung und in unserem Körper – das zeigt die Zunahme an Allergien deutlich. Dann rebelliert plötzlich der Darm, oder Nase und Haut beginnen zu jucken. Schnell kommt es auch mal aufgrund neuer Kleidungsstücke zu solchen Reaktionen, denn in ihnen stecken nicht selten gesundheitsschädigende Rückstände, vor allem wenn sie im Fernen Osten billigst produziert wurden. Meist wurden sie mit starken Chemikalien gefärbt und, um den Tragekomfort zu verbessern, entsprechend »ausgerüstet«, zum Beispiel um waschmaschinenfest oder bügelfrei zu sein (von den menschenverachtenden Bedingungen, unter denen sie produziert wurden, ganz zu schweigen). Um Allergien und Hautreizungen zu vermeiden, ist es unbedingt zu empfehlen, neue Kleider oder Bettwäsche vor dem ersten Tragen bzw. Benutzen zu waschen. Oder auf Ökoware (gerade bei Unterwäsche) umzusteigen. Doch nicht nur in unseren Kleidern, auch in unserem Körper (vor allem den Zähnen) und unserer Nahrung können sich krebsfördernde Schadstoffe befinden. Hier die wichtigsten im Überblick:

Amalgam

Amalgam wurde früher oft in der Zahnmedizin verwendet, um kariöse Zähne zu füllen. Heute wissen wir, dass dieses Metall Quecksilber enthält, das sich im Laufe der Zeit aus den Füllungen löst, vom Körper aufgenommen wird und sich in der Leber und in den Nieren ablagern kann. Erste Symptome einer Amalgamvergiftung treten oft erst nach Jahren auf und äußern sich unspezifisch in Kopfschmerzen, Müdigkeit und einer erhöhten Infektanfälligkeit. Sogar depressive Verstimmungen werden damit in Zusammenhang gebracht. Da es schwierig ist, eine Amalgamvergiftung im Blut nachzuweisen, sollten Sie Ihre alten Amalgamfüllungen vorsichtshalber entfernen und gegen Gold- oder Keramikfüllungen austauschen lassen. Mein Tipp: Während der Amalgamsanierung sollten Sie mindestens vier Wochen lang 400 µg Selen täglich einnehmen, weil dadurch frei werdende Schwermetalle gebunden und ausgeschieden werden.

Aluminium

Eine erhöhte Aluminiumaufnahme steht in engem Zusammenhang mit neurologischen Erkrankungen wie Alzheimer, aber auch mit Brustkrebs. Eindeutig erwiesen ist, dass hohe Dosen nerven- und fruchtschädigende Wirkung haben. Über Kosmetika, Deos, Nahrungsmittel – die in Alufolie eingepackt wurden (besonders wenn sie salzig oder sauer sind) – oder auch Kaffeekapseln nehmen wir oftmals, ohne es zu merken, diesen Schadstoff in kritischen Mengen auf.

Wichtig ist auch, dass Sie Ihre Backwaren auf Edelstahl- und nicht auf Alublechen backen. Aber von den Backwaren wollten wir uns ja ohnehin verabschieden …

Weichmacher

Weichmacher kommen nicht nur in Getränkeflaschen vor, sie sind eine Allzweckwaffe der Industrie, um Kunststoffe aller Art wie Folien, Kabel, Brillen etc. flexibler und elastischer zu machen. Wussten Sie, dass in unseren Ozeanen mittlerweile sechsmal mehr Plastik als Plankton treibt? Die alten Flaschen, Tüten, Fischernetze, das Spielzeug, all die bunten Hinterlassenschaften unserer schönen Konsumwelt bilden gigantische Strudel. Im größten dieser Müllstrudel, dem »Great Pacific Garbage Patch«, sollen etwa drei Millionen Tonnen Plastik mit der Strömung zwischen Amerika und Asien treiben. Vögel, Fische und andere Meeresbewohner nehmen die Plastikteilchen mit der Nahrung auf und verhungern dann mit einem Magen voll Plastik. In ihrem Fleisch ebenso wie im Blut und im Urin der meisten Menschen – bis hin zu den Amazonas-Indianern und den Inuit – lassen sich giftige Substanzen nachweisen, die aus der Herstellung von Plastik stammen und das Hormonsystem beeinflussen. Die krankmachenden Weichmacher in Plastikflaschen und -verpackungen können Krebs, Allergien, das Aufmerksamkeits-Defizit-Syndrom (ADS) oder Demenz verursachen und zu Unfruchtbarkeit führen. Daher: Vermeiden Sie Ihrer Umwelt zuliebe Plastikverpackungen, wo immer es geht – auch bei Wasserflaschen. Selbst wenn diese leichter zu transportieren sind als Glasflaschen.

Phosphate

Auch künstlich zugesetzte Phosphate in Lebensmitteln stellen ein nicht zu unterschätzendes, schleichendes Gesundheitsrisiko dar. Sie verändern die Innenwände unserer Gefäße und erhöhen damit die Gefahr von Herzinfarkten und Schlaganfällen. Außerdem steigern sie das Risiko für Osteoporose und können Lungenkrebs fördern. Koreanische Wissenschaftler fütterten lungenkrebskranke Mäuse vier Wochen lang mit einer Diät, deren Phosphatgehalt der Menge entsprach, die Menschen im Durchschnitt zu sich nehmen. Nach vier Wochen stellten die Forscher fest, dass die Tumore der Mäuse übermäßig stark wuchsen. Lungenkrebs fordert weltweit die meisten Krebstoten und ist in

Deutschland der am dritthäufigsten diagnostizierte Tumor. Das nicht-kleinzellige Lungenkarzinom (NSCLC) verursacht drei Viertel aller Lungenerkrankungen und hat eine Langzeitüberlebensrate von nur 14 Prozent. Früheren Studien zufolge treten annähernd 90 Prozent aller NSCLC-Erkrankungen in Verbindung mit gestörten Signalwegen in den Zellen des Lungengewebes auf. Die koreanische Untersuchung konnte zeigen, dass eine hohe Zufuhr anorganischer Phosphate diese Signalwege stören kann. Dazu John E. Heffner, ehemaliger Präsident der American Thoracic Society, gegenüber dem Nachrichtenmagazin *Focus*:[41] »Nur ein gewisser Teil der Raucher entwickelt Lungenkrebs. Unbekannt ist, warum das so ist. Die koreanische Studie liefert Argumente dafür, Fallstudien mit Menschen zu finanzieren, die zeigen, welche Rolle Phosphate in Nahrungsmitteln für die Entwicklung von Lungenkrebs spielen.«

Phosphat ist in vielen Nahrungsmitteln in geringen Mengen natürlicherweise enthalten. Jedoch setzt die Nahrungsmittelindustrie den Mineralstoff seit den 1990er-Jahren verstärkt als Zusatz ein, um Lebensmittel haltbarer zu machen: etwa Wurstwaren, Schmelzkäse, Vollkornprodukte, Müsli, Milchprodukte, Puddingpulver, Softdrinks und sogar Babybrei! Deshalb hat sich seither unsere tägliche Zufuhr mit heute durchschnittlich 1000 Milligramm gegenüber 470 Milligramm mehr als verdoppelt.[42] Wer viel Fast Food isst und im Supermarkt gerne zu hochgradig verarbeiteten Lebensmitteln greift, überschwemmt seinen Körper geradezu damit. Daher mein Rat: Das Kleingedruckte auf der Packung genauestens studieren oder, noch besser – gleich zu frischen Lebensmitteln greifen!

Pestizide

Leider werden in unserer Landwirtschaft viel zu viele Insekten- und Unkrautvernichtungsmittel eingesetzt. Dabei gehören Pestizide und Herbizide zu den gefährlichsten Umweltgiften überhaupt. Sie vergiften (neben Schwermetallen wie Arsen, Blei und Quecksilber) unsere Flüsse, Seen und Meere – und damit natürlich auch Tier und Mensch!

Schuld daran sind unter anderem die auf Quantität statt Qualität getrimmten Monokulturen in der Landwirtschaft, die der natürlichen Artenvielfalt und ihrer selbstregulierenden Kraft entgegenstehen. Anstatt die Pflanzen unter natürlichen Bedingungen reifen zu lassen, greifen Landwirte und Agrarfirmen zur chemischen Keule. Den Tomaten schmeckt man dann nicht nur an, dass sie unter künstlichen Bedingungen gewachsen sind, sie enthalten auch gesundheitsschädigende Rückstände der verwendeten Pflanzenschutzmittel. Mein Rat: Greifen Sie zu Bio-Produkten, wo immer es geht, selbst wenn diese oft etwas teurer sind. Ihre Gesundheit sollte es Ihnen wert sein. Denn laut Weltgesundheitsorganisation (WHO) ist beispielsweise das Unkrautvernichtungsmittel Glyphosat, das als »Totalherbizid« auch den Namen Roundup trägt, höchstwahrscheinlich krebserregend, und sie warnt vor einem flächendeckenden Einsatz. 15 000 Tonnen des Gifts werden pro Jahr versprüht, und zwar immer kurz vor der Ernte, weil Unkräuter beim Ernten stören könnten. Derzeit wird gegen den Willen der Industrie ein Zusammenhang zwischen Glyphosat und dem extremen Anstieg von Allergien, Demenz und Krebs erforscht. Das Bienensterben ist jedenfalls auf diesen flächendeckenden Einsatz von Pestiziden zurückzuführen. In China, wo Umweltschutz noch weniger zählt als bei uns, müssen bereits Menschen mit Pinseln von Blüte zu Blüte laufen, um die Pflanzen zu bestäuben.

Die Webseite des Albert-Schweitzer-Instituts[43] wird noch deutlicher: »Schon in geringen Mengen schädigen Glyphosat und *Roundup* die menschlichen Embryonal- und Plazentazellen sowie die DNA von Menschen und Tieren. In menschlichen Zellen kann *Roundup* innerhalb von 24 Stunden zum vollständigen Zelltod führen. Nachweislich tödlich ist *Roundup* vor allem auch für Amphibien. Zudem bestehen bei Menschen und Tieren Zusammenhänge zwischen Glyphosat und Fehlbildungen/-geburten. Darüber hinaus weist eine neuere Studie darauf hin, dass Glyphosat Erkrankungen wie Alzheimer, Diabetes und Krebs den Weg ebnen sowie zu Depressionen, Herzinfarkten und Unfruchtbarkeit führen könnte. Nicht zuletzt hat Glyphosat hohe negative Auswirkungen auf die Bodenfruchtbarkeit und das Bodenleben. Bestimmte krankheitserregende Pilze wie Fusarien (parasitäre Schimmelpilze, die ihren Wirt töten) werden gefördert, die Aufnahme von Mikronährstoffen und die Krankheitsabwehr von Pflanzen gestört, die für die Durchlüftung von Böden unverzichtbaren Regenwürmer meiden mit Glyphosat belastete Böden.«

Das ist absolut alarmierend! Dennoch wird der Einsatz von Glyphosat weltweit noch extrem ansteigen und sich in zwei, drei Jahren von 750 000 auf 1,5 Millionen Tonnen verdoppelt haben! Das ist zumindest das Fazit, das Georg Schweisfurth in seinem Buch *Nachhaltig leben für alle*[44] zieht. Und den Verbrauchern rät, daraus die Konsequenzen zu ziehen und auf ökologisch angebaute Nahrungsmittel umzusteigen. Auch um mittels unserer Konsumentscheidungen das Verbot gentechnisch veränderter Pflanzen durchzusetzen und die Lebensmittelhersteller und -händler davon abzubringen, weiter Billigware von fragwürdiger Qualität im großen Stil zu produzieren und zu vermarkten.

Das sehe ich genauso. Mehr noch: Beim Thema Glyphosat platzt mir regelmäßig der Kragen. Wenn der Chemieriese Bayer 59 Milliarden Euro für einen US-Saatguthersteller (Monsanto) bezahlt – dann muss da richtig Musik drin sein, sprich manifeste wirtschaftliche Interessen. Der Bayer-Chef verkauft das allerdings anders: »Wir haben es uns zur Aufgabe gemacht, die Ernährung der wachsenden Weltbevölkerung zu sichern.« Gibt Bayer wirklich so viel Geld aus, um der Menschheit zu dienen? Das glauben wir doch alle nicht.

Monsanto stellt genmanipuliertes Getreide her. Aber nicht um Saatgut zu produzieren, welches *von sich aus* resistenter gegen Krankheiten oder Insektenbefall wäre. Dahin geht die Forschung nicht. Die Genmanipulation dient einzig und allein dem perversen Gedanken, das Saatgut *resistent gegen möglichst viel Gift* zu machen, welches Bayer herstellt. Alle anderen Pflanzen gehen zugrunde, nur die genmanipulierte Aussaat ist »Roundup-Ready«, sprich: überlebt den Giftanschlag. Hinterlassen wird verbrannte Erde, auf der nichts gedeiht außer der Monsanto-Saat. Mit fatalen Folgen für die Natur, unsere Umwelt und unsere Gesundheit.

Glyphosat ist bereits in unser aller Urin nachweisbar. Ich glaube nicht, dass der liebe Gott das so gewollt hätte: Fehlgeburten, genetische Schäden bei Kindern und Tieren, Leber- und Nierenschäden, vermehrte Krebsfälle – das tritt überall dort auf, wo Roundup flächendeckend angewandt wird. Bayer und Monsanto geben viel Geld dafür aus, um davon abzulenken und uns vom Gegenteil zu überzeugen. Bei unseren Politikern hat das schon sehr gut funktioniert: Laut dem Bundesamt für Risikobewertung (BfR) – eine zu 100 Prozent durch Steuergelder finanzierte, angeblich unabhängige Behörde – ist Glyphosat weder krebserregend noch anderweitig schädlich.

Allerdings macht es einen schon stutzig, dass in der Kommission, die die Unbedenklichkeit des Pflanzengiftes attestiert, »Experten« von Bayer sitzen – eben der Firma, die das Glyphosat herstellt. Der deutsche Landwirtschaftsminister Christian Schmidt vertraut dieser Expertenkommission und hat im November 2017 – entgegen der Weisung der Bundesregierung und dem Widerspruch der Umweltministerin Barbara Hendricks – in Brüssel für eine um weitere fünf Jahre verlängerte Lizenz des Unkrautvernichters gestimmt. Seine lapidare Erklärung nach seinem Alleingang: »Ja, so ist er halt, der Schmidt.«

Ich halte jede Wette: Wenn man eine Volksbefragung durchführen würde »Pro und contra Glyphosat«, dann würde die überwältigende Mehrheit dagegen stimmen. Unsere Volksvertreter wissen aber anscheinend besser, was gut für uns ist!

Nitrat und Nitrosamine

Nitrat ist eine anorganische Stickstoffverbindung und kommt natürlicherweise im Boden vor, wird aber auch in Form von Kaliumnitrat als Düngemittelbestandteil auf die Felder ausgebracht. Um Eiweiß aufzubauen, und für ein optimales Wachstum benötigen Pflanzen den Stickstoff des Nitrats. Dazu wird das Nitrat vom Wurzelsystem der Pflanze mit dem Wasser aufgenommen, in der Pflanze verteilt, umgewandelt und teilweise gespeichert. Deshalb findet sich Nitrat in vielen pflanzlichen Lebensmitteln, und der Mensch nimmt es hauptsächlich über den Verzehr von Frischgemüse (Spinat, Rettich, Rote Bete, Kopfsalat, Feldsalat und Rucola) auf, aber auch über das Trinkwasser, über Getreide und Obst.

Bestimmten Fleisch-, Käse- und Fischprodukten darf Nitritpökelsalz (eine Mischung aus Speisesalz und Natrium- oder Kaliumnitrit) als Konservierungsstoff zugesetzt werden. Doch können aus Nitrit die krebserregenden Nitrosamine entstehen. Das passiert bei starkem Erhitzen und wenn gepökelte Produkte gebraten werden, beim Trocknen und Heißräuchern.

Nitrathaltige Lebensmittel richtig zubereiten

› Blanchieren Sie Gemüse. Dieses kurze Eintauchen in kochendes Wasser verringert den Nitratgehalt deutlich.
› Bereiten Sie tiefgekühlten Spinat sofort nach der Entnahme aus dem Gefrierfach zu. Lassen Sie ihn nicht erst auftauen. Und ganz wichtig: Erwärmen Sie ihn nur

einmal – vor allem für Babys und Kleinkinder. Denn Nitrit wandelt den roten Blutfarbstoff (Hämoglobin) in Methämoglobin um und verringert so den Sauerstofftransport im Blut. Da bei Babys bis etwa zum sechsten Lebensmonat das Enzymsystem, welches Methämoglobin wieder in den sauerstofftransportierenden roten Blutfarbstoff umwandeln kann, noch nicht richtig ausgereift ist, kann dieser Prozess für Säuglinge und Kleinkinder lebensgefährlich sein.

› Braten und grillen Sie gepökelte Fleischprodukte nicht. Der Grund: Beim Pökeln werden Nitrat- und Nitritsalze verwendet, die bei Erwärmung oder im Magen zusammen mit anderen Nahrungsbestandteilen Nitrosamine bilden. Und Letztere werden als stark krebserregend eingestuft.

Acrylamid

Auch Acrylamid entsteht in der Küche – beim Backen, Braten, Grillen und Frittieren. Es ist eine krebserregende Verbindung aus Eiweiß und Zucker, die in Chips, Pommes, Knäckebrot, Toastbrot oder geröstetem Müsli vorkommt. Auch in Keksen aus Backmischungen kann sie enthalten sein, in Lebkuchen oder Salzstangen. Sogar im Kaffee. In der eigenen Küche entstehen sie vor allem beim Backen. Bei Temperaturen über 175 Grad Celsius bildet sich besonders viel der Substanz, die im Tierversuch Krebs erzeugte sowie Gene und Nerven schädigte. Das Risiko für den Menschen beziffern wissenschaftliche Studien nur ungenau. Das Bundesamt für Verbraucherschutz und Lebensmittelsicherheit (BVL) hat bislang keine Grenzwerte für Acrylamid festgelegt, sondern nur unverbindliche Signalwerte ausgegeben, die Hersteller nicht überschreiten sollten.

So vermeiden Sie Acrylamid beim Kochen und Backen

- Dünsten oder kochen Sie Nahrungsmittel vorzugsweise. Dann bildet sich gar kein Acrylamid. Wenn es doch mal Pommes sein müssen, erhitzen Sie das Fett maximal auf 175 Grad und nehmen Sie die Fritten aus dem Fett, wenn sie goldgelb sind.
- Verzichten Sie beim Backen auf Hirschhornsalz (Ammoniumhydrogencarbonat) und verwenden Sie stattdessen Natron oder Backpulver. Durch Hirschhornsalz entsteht vermehrt Acrylamid.
- Stellen Sie Ihren Umluftherd zum Backen auf maximal 180 Grad ein, einen Backofen ohne Umluft auf maximal 200 Grad.

Glutamat

Glutamat ist ein künstlicher Geschmacksverstärker, der sich in vielen Tütensuppen, Fertigbrühen, Kartoffelchips, Pizzen und Soßen befindet und in China-Restaurants zum Einsatz kommt. Sie sollten es meiden bzw. solche Gerichte weniger oft konsumieren, weil das Glutamat Entzündungsprozesse im Körper hervorruft. Greifen Sie stattdessen lieber zu gesunden Alternativen: Gewürze und Kräuter. Sie besitzen eine vielseitige natürliche Würze und darüber hinaus einen hohen Gehalt an Antioxidantien. Das Curry-Gewürz Kurkuma zum Beispiel hat eine gesundheitsfördernde Wirkung auf Magen, Darm, Leber und Haut. Selbst fortgeschrittene Metastasenbildungen konnten nachweislich durch das in Kurkuma befindliche Antioxidans Curcumin reduziert werden. Die Abwehrkraft von Curcumin gegen potenziell krebserregende freie Radikale basiert nicht zuletzt auf seinen abwehrstärkenden Fähigkeiten. Studien zeigten, dass der sekundäre Pflanzenstoff die Zellen des menschlichen Immunsystems positiv beeinflusst, indem er das Wachstum sogenannter zytotoxischer T-Lymphozyten fördert[45]. Einen überaus beeindruckenden Gehalt an Antioxidantien in einem Würzkraut wiesen die Wissenschaftler Wei Zheng und Shiow Y. Wang vom U.S. Department of Agriculture in Beltsville nach.[46] Sie untersuchten 39 verschiedene Kräuter und fanden im Pizzagewürz Oregano einen absoluten Spitzenreiter: Oregano hatte eine 42-mal höhere antioxidative Aktivität als Äpfel, eine 30-mal höhere als Kartoffeln und eine 4-mal höhere als Blaubeeren. Auch Dill, Pfefferminze und Basilikum fielen mit einem hohen Gehalt an »Radikalfängern« auf, die aggressive Stoffwechselprodukte abpuffern können. Zusätzlich sind sie reich an Vitaminen, Spurenelementen und Mineralstoffen. Diese konzentrierten Nährstoff- und Geschmackspakete sind also weit besser für Ihre Gesundheit als künstlich zugesetzte Geschmacksverstärker und helfen, Ihr Immunsystem auf natürliche Weise zu optimieren.

Fasten befreit von Altlasten und Giftstoffen

In unserem Kulturkreis fasten Katholiken und orthodoxe Christen traditionell vor Ostern, Muslime im Fastenmonat Ramadan, die Juden sieben Tagen vor dem Pessach-Fest oder vor ihrem wichtigsten Feiertag Jom Kippur. In allen Weltreligionen wird dem zeitweiligen freiwilligen Verzicht auf Essen und Alkohol eine wichtige Bedeutung beigemessen. Und so enthalten sich auch Hindus und Buddhisten an Neumond- und Vollmondtagen der Nahrung, ebenso wie animistische Naturvölker es tun, wenn wichtige Zeremonien oder der Beginn der Jagdsaison anstehen.

Doch während das Fasten aus religiösen Gründen hierzulande in den letzten Jahrzehnten stark an Bedeutung verloren hat, haben Fastenkuren zu therapeutischen Zwecken, dic zu jcdcr Zeit im Jahr durchgeführt werden können, zugenommen. Zurzeit erlebt das gute alte Fasten unter dem modischen Label »Detox« eine Renaissance: ob F. X.-Mayr-Kur, Basenfasten nach Buchinger, Heilfasten im Kloster oder die Yogische Darmreinigung mittels Ayurveda. Denn die von Giftstoffen reinigende Wirkung des Fastens ist in unseren tempo- und stressreichen Zeiten wichtiger denn je. Bereits der griechische Arzt Hippokrates (460–370 v. Chr.), der antike Stammvater unserer westlichen Medizin, hat dessen wohltuende Wirkung auf den menschlichen Organismus beschrieben. In seinem Werk »Diata«, das allen folgenden Diäten den Namen gab, erweist er dem bewussten Verzicht auf Nahrung mit dem schönen Namen »innerer Arzt« die Ehre. Die freiwillige Enthaltsamkeit helfe dem Menschen, seine natürlichen Lebenskräfte zu mobilisieren, schreibt Hippokrates. »Wer stark, gesund und jung bleiben will, sei mäßig, übe den Körper, atme reine Luft und heile sein Weh eher durch Fasten als durch Medikamente.« Eine bemerkenswerte These, die der Pharmaindustrie nicht besonders schmecken dürfte.

Ein weiterer früher Verfechter des Fastens, der im Westen weniger bekannt ist, war Maimonides (1135–1204). Er arbeitete als Leibarzt des ägyptischen Sultans al-Afdal und beschrieb sehr präzise die drei klassischen Aufgaben der Heilkunde[47]:

› Beratung der Gesunden,
› Betreuung der Halbgesunden und
› Behandlung der Kranken.

Maimonides vertrat die Ansicht, dass übermäßiges Essen und Völlerei wie ein Gift auf den Körper wirke und damit die Hauptursache aller Krankheiten sei. Er riet dazu, sich beim Essen zu mäßigen und den Teller beiseite zu schieben, bevor man satt sei. Sein Credo: Solange der Mensch sich nie ganz satt esse, regelmäßig Gymnastik betreibe, körperlich viel arbeite und leichten Stuhlgang habe, stelle sich keine Krankheit ein. Eine erstaunlich modern klingende Beobachtung, die bis heute nichts an Aktualität verloren hat.

Hätten wir nur mehr auf sie gehört, auf unsere alten Vordenker! Stattdessen gerieten ihre ganzheitlichen Thesen zur Gesundheit leider allzu lange in Vergessenheit.

Wie gut althergebrachtes Heilfasten nicht nur für die schlanke Linie, für Haut, Haare und ein leichteres Lebensgefühl ist, zeigt eine neue Studie aus Kalifornien: An der renommierten UCLA in Los Angeles wurde soeben bestätigt, dass die Kombination von Fasten mit Chemotherapie viel effektiver sei als Chemotherapie alleine. Die Forscher stellten fest, dass bei Mäusen, die drei Tage vor einer Chemotherapie nichts zu fressen bekamen, die Metastasenbildung um 40 Prozent zurückging. Ähnliches gilt auch für den Menschen.

Interessant ist die biochemische Erklärung dieses Phänomens: Ernährt man normale Zellen nicht mehr, dann treten sie in einen energiesparenden Ruhezustand ein. Dieses Umschalten klappt bei der Krebszelle nicht. Erhält sie keine Nährstoffe – also keine Glukose – mehr, aktiviert dieser Mangel die Krebszellen dazu, neue Proteine zu erzeugen und sich zu teilen. Und jetzt folgt die überraschende Wende: Bei dieser Überaktivität der Krebszelle – so die amerikanischen Forscher – entstehen freie Radikale, die das genetische Material des Tumors zerstören.

Fazit: Es gibt also eine wirksame Anti-Krebs-Kost: null Kohlenhydrate. Und die freien Radikale spielen diesmal nicht den Bösewicht, sondern die gute Heilerin. Was für ein Wunderwerk die Natur ist! Übrigens gibt es inzwischen vielversprechende Hinweise darauf, dass einige Krebsarten sogar auf das Fasten allein reagieren, etwa Brust-, Eierstock- oder Gehirnkarzinome.[48]

Heilfasten hat nichts mit Nulldiät oder mit Kalorienzählen zu tun. Beim Heilfasten geht es darum, das natürliche Gleichgewicht zwischen Basen und Säuren wieder herzustellen und einen übersäuerten Körper zu entgiften (mehr zum Säure-Basen-Gleichgewicht auf Seite 117).

Beim Fasten ist es wichtig, viel zu trinken. Mindestens zweieinhalb bis drei Liter pro Tag und nur Wasser und Kräutertees. Die Flüssigkeit spült die sogenannten Schlacken – das sind die Schadstoffe, die sich in den Zellen abgelagert haben – aus unserem Körper. Dazu zählen neben den Abfallstoffen, die aus einem Zuviel an Alkohol, Kohlenhydraten und Stress entstehen, auch Umweltgifte sowie die Rückstände von Medikamenten. Die Ausleitung der Gifte erfolgt über den Darm, die Blase und die Haut. Basenbäder, Lymphmassagen und Bewegung unterstützen die Entgiftung.

Der Darm – unser Gesundheitszentrum im Bauch

Von all unseren inneren Organen wurde der Darm am längsten stiefmütterlich behandelt, seine Wirkung für den gesamten Körper viel zu lange unterschätzt. Doch inzwischen erkennen auch wir in den westlichen Gesellschaften, was die Traditionelle Chinesische Medizin (TCM) und das indische Ayurveda – die Lehre vom langen Leben – schon seit Jahrtausenden wissen: Hinter unserem Nabel liegt ein machtvolles Gesundheitszentrum.

Wissenswertes über unseren Darm

- Würde man den Darm ausrollen, mäße er acht Meter in der Länge oder 300 Quadratmeter in der Fläche, was in etwa der Grundfläche von zwei Einfamilienhäusern entspricht.
- Unser Darm hat mehr Nervenzellen als unser Gehirn. Über sie steuert er nicht nur die Verdauung, sondern unser gesamtes Wohlbefinden. Die wichtigsten Ent-

scheidungen werden »aus dem Bauch heraus getroffen«. Man sollte also niemals gegen sein Bauchgefühl entscheiden. Damit erleidet man meistens Schiffbruch.

› Von der Funktion des Darms hängt auch ganz wesentlich unser Immunsystem ab: Fast zwei Drittel der körpereigenen Abwehrzellen werden in der Darmschleimhaut gebildet; darunter auch das Immunglobulin A (IgA).
› Eine gesunde Darmflora besteht aus 500 verschiedenen Arten von Darmbakterien. Sie produzieren die wichtigen Vitamine A und K sowie auch einen Teil der Folsäure sowie Milchsäure, die im Darm für einen gesunden Säure-Basen-Ausgleich sorgt.

Die Darmflora – ein Stiefkind der Schulmedizin

In unserem Darm tummeln sich mehr Bakterien, als wir Zellen im Körper haben. Zwei bis drei Kilogramm würde unsere physiologische Darmflora (neuerdings auch gern als Mikrobiom bezeichnet) auf die Waage bringen, wenn wir sie isoliert wiegen könnten. Der bekannteste Vertreter dieser über hundert Billionen Nützlinge ist Escherichia coli. Dieser Keim gehört zur obligaten Darmflora des Menschen, ernährt die Darmzotten und stimuliert das Immunsystem. Enterokokken gehören wie die Lactobazillen ebenfalls zur physiologischen Darmflora. In ausreichender Konzentration hemmen sie das Wachstum von Fremd- und Fäulniskeimen. Bifidobakterien reduzieren die Gasbildung im Darm. Weitere wichtige Vertreter der gesunden Darmkeime sind Klebsiellen, Citrobacter, Proteus, Pseudomonas, Clostridien und verschiedene mehr.

Liegen die Bakterien in ausreichender Konzentration und im richtigen Verhältnis vor, bleibt der Darm gesund, Fremdkeime und Pilze haben dann keine Chance, den Darm zu besiedeln. Erst bei einem Missverhältnis (Dysbakterie) können die verschiedensten Krankheiten auftreten – von banalen Blähungen, Fäulnisprozessen und Nahrungsmittelunverträglichkeiten bis hin zu Krankheiten, bei denen man gar nicht an den Darm als Ursache denkt: Allergien, Asthma, Akne, Ekzeme, Migräne, ein gestörtes Immunsystem sowie mangelnde Versorgung mit lebenswichtigen Nährstoffen (Malabsorption).

Leider ist die physiologische Darmflora nach wie vor ein Stiefkind der Schulmedizin. Höchstens die Heilpraktiker nehmen sich ihrer an – zum Beispiel, wenn sie nach der Einnahme von Antibiotika massiv gestört ist. Woher sollen denn auch die oft vorschnell verschriebenen Antibiotika wissen, welche Keime gut und welche schlecht sind? Sie töten die nützlichen genauso ab wie die schädlichen. Wer bereits häufiger Antibiotika eingenommen hat, kann sich relativ sicher sein, dass seine Darmflora gestört ist. Die Schulmedizin spiegelt zwar den Darm bei Beschwerden gern (Coloskopie), das war es dann aber auch. Das Mikrobiom wird nicht untersucht. Es ist nach dem Glauben der Schulmedizin genau wie die Vitamine immer ausreichend vorhanden. Wer nachmisst, weiß: Das stimmt nicht!

Bei gesundheitlichen Problemen sollte man also auch immer daran denken, den Darm zu sanieren. Dazu schickt man eine Stuhlprobe mittels eines speziellen Testkits (bitte kein Marmeladenglas!) ans Labor, wo die Darmflora untersucht wird. Bei einer bakteriellen Fehlbesiedelung gibt es dann eine genaue Anleitung, welche Bakterien (z.B. mittels Kapseln) zugeführt werden sollten, um die physiologische Darmflora wieder aufzuforsten.

Ist die Darmflora schon länger gestört, kann sich das gefürchtete sogenannte *Leaky-Gut-Syndrom* entwickeln. Durch eine geschädigte undichte Darmschleimhaut gelangen dann

Substanzen in den Blutkreislauf, die eigentlich ausgeschieden werden sollten. Daraufhin spielt das Immunsystem verrückt, und Entzündungsstoffe werden ausgeschüttet. Achtung: Besonders Autoimmunerkrankungen wie Rheuma, Neurodermitis und multiple Sklerose haben ihren Ursprung oft im Darm.

3.
WAS SIE NACH ODER BEGLEITEND ZU EINER THERAPIE TUN KÖNNEN, UM KREBS ZU BESIEGEN

Vorbeugung ist die eine Sache. Sie sollte wie Zähneputzen in den Tag integriert werden, um unsere allgemeine Gesundheit zu stärken und uns wirkungsvoll vor Krebs zu schützen. Die andere Sache ist das, was wir tun können, um während einer Therapie oder danach unsere Gesundheit zu stärken und die Genesung voranzutreiben. Doch leider sind die meisten Schulmediziner oftmals nur die Verwalter von Krankheit. Selten geben sie Tipps, wie es gelingen kann, sich vor Krankheiten zu schützen, bzw. was Erkrankte tun können, um auf natürlichem Weg ihre Gesundheit zu fördern – auch bei der gefürchteten Diagnose »Krebs«.

Der Körper ist ein Wunderwerk der Zellerneuerung, dem sehr daran gelegen ist, sich selbst wieder in Balance zu bringen und zu heilen – auch und gerade im Krankheitsfall. Dabei können wir ihn hilfreich unterstützen, indem wir noch stärker als schon im vorhergehenden Kapitel besprochen darauf achten, was wir zu uns nehmen, dass wir uns regelmäßig bewegen, für Entspannung sorgen und mit bestimmten Vitalstoffen unser Immunsystem pushen.

Wie wichtig es ist, dem Leben auch mental positiv zu begegnen, darum geht es dann in Kapitel 4. Denn – wie Sie bereits erfahren haben – besitzen Ihre Gedanken und Ihre Haltung dem Leben gegenüber eine starke Kraft. Aber nun zuerst zur Ernährung und zu anderen praktischen Tipps und Impulsen.

Ernährung – ein wichtiger Baustein, um gesund zu werden

Laut ärztlicher Lehrmeinung – veröffentlicht im »Blauen Ratgeber« der Deutschen Krebshilfe – sollen sich Krebskranke genauso ernähren, wie es gesunden Menschen empfohlen wird. In speziellen Fällen wird ihnen sogar – um den Gewichtsverlust zu bekämpfen – zu einer besonders zuckerreichen Astronautenkost geraten.

Mein Ansatz ist hier ein ganz anderer. Wer bereits Krebs hat, für den gilt einmal mehr: Kohlenhydrate und Zucker müssen komplett gestrichen werden. Denn: Kohlenhydrate sind – wie in Kapitel 2 bereits ausführlich beschrieben – *der* zentrale Futterlieferant für Krebszellen. Auch ich möchte selbstverständlich nicht, dass bereits geschwächte Krebspatienten noch weiter Gewicht verlieren. Darum verabreiche ich meinen Patienten anstatt zuckerhaltiger Astronautenkost in speziellen Fällen die wichtigen essenziellen Substanzen auch intravenös. Die hoch dosierte Vitamin-C-Behandlung beispielsweise würde über eine orale Aufnahme allein gar nicht funktionieren.

Die Schulmedizin beruft sich immer wieder darauf, dass es keine gesicherte Studienlage für eine ketogene Ernährung bei Krebs gibt. Solange es aber vom (nicht vorhandenen) politischen Willen und dem verständlichen Unwillen der Pharmaindustrie abhängt, ob diese Zusammenhänge näher untersucht werden, wird sich daran auch nichts ändern. Wir erinnern uns: Nur weil sich niemand beschweren kommt, bedeutet das nicht, dass alle Fallschirme funktionieren. Jeder darf seine eigenen grauen Zellen bemühen und auf die Biochemie vertrauen, die zwar durch den Nobelpreisträger von 1931 Otto Warburg beschrieben, aber nicht durch weitere Studien bewiesen wurde. Otto Warburg war die ungewöhnlich hohe Konzentration von Milchsäure (Laktat) in Krebszellen aufgefallen. Laktat entsteht durch die Vergärung von Zucker. Ohne Zucker (Kohlenhydrat) keine Vergärung.

Gerade mit der richtigen Ernährung können wir viel für unseren Körper tun – auch bei der nachhaltigen Genesung während oder nach einer Krebstherapie. Wenn der Körper von Medikamenten, Infusionen und Bestrahlung ausgezehrt und angegriffen ist, ist es besonders wichtig, ihn mithilfe einer geeigneten Auswahl an Lebensmitteln wieder aufzubauen und dem Krebs dauerhaft die Nahrungsgrundlage zu entziehen.

»Lasst eure Nahrung eure Medizin sein«, wusste schon Hippokrates, der Ahnherr der westlichen Medizin, lange bevor es die Pharmaindustrie überhaupt gab. Doch seine klugen Ratschläge gerieten in Vergessenheit. Alarmiert durch die erschreckende Zunahme von Zivilisationskrankheiten, besinnen wir uns langsam wieder auf dieses ebenso simple wie großartige Wissen: nämlich auf die Heilkraft aus Mutter Natur und aus uns selbst. Jede Heilung ist im Endeffekt eine Selbstheilung durch Körper, Geist und Seele. Doch hindern Unwissenheit, eingefahrene Gewohnheiten und Bequemlichkeit viele von uns daran, diesen gesunden Weg konsequent zu gehen.

Vor allem in Bezug auf Industriezucker werden wir Verbraucher nach wie vor gezielt in die Irre geführt: Die Zuckerlobby gibt Millionen für aggressives Marketing aus: Coca-Cola & Co. haben seit dem Zweiten Weltkrieg unermüdlich und unter Einsatz riesiger Werbeetats dafür gesorgt, dass wir viel zu viel Zucker zu uns nehmen. Können Sie sich vorstellen, dass die Süßwarenindustrie in den konsumhungrigen 50er-Jahren des 20. Jahrhunderts die Deutschen tatsächlich davon zu überzeugen versuchte, dass Zucker schlank macht? Genau das wurde damals in Radiospots verkündet.

Unter Wissenschaftlern unumstritten ist heute, dass der permanente Überfluss an Zucker uns nicht nur eine Zunahme der Krebserkrankungen, sondern ein ganzes Bündel an Zivilisationskrankheiten beschert. Um dies zu belegen, werteten amerikanische Ernährungswissenschaftler und Epidemiologen die Daten von mehr als 700 000 Menschen aus. Ihr Ergebnis: Über 45 Prozent, also fast die Hälfte der Todesfälle waren eine direkte oder indirekte Folge von langjährigen Ernährungsfehlern oder sonstigen gesundheitsgefährdenden Verhaltensweisen. Laut dem aktuellen Krebsbericht der Weltgesundheitsorganisation (WHO) könnte, wie von Regierungen gefordert, durch die Einschränkung des Verkaufs und damit des Konsums von Zucker, Alkohol und Tabak bis zu einem Drittel der Krebserkrankungen vermieden werden. Ein weiteres Drittel könnte geheilt werden, so die WHO-Einschätzung. Zucker steckt übrigens nicht nur in Kuchen, Schokolade und Süßigkeiten. Sondern auch in Obst, Fruchtsäften, Essig, in Tomatenketchup, Räucherlachs, in Chips, Konserven und unzähligen Fertiggerichten. Achten Sie deshalb auf das Kleingedruckte auf den Lebensmitteletiketten. Sie werden – das kann ich Ihnen jetzt schon sagen – in erschreckend vielen Produkten Zucker finden. Die Krux ist, beschreibt Jutta Mata, Professorin für Gesundheitspsychologie an der Universität Mannheim: »Wir haben einen Steinzeit-Körper, der darauf ausgerichtet ist, Süßes besonders gern zu mögen. Und wir leben im Schlaraffenland, in dem uns die Schokocroissants und Muffins sozusagen permanent in den Mund fliegen.«[49] Das erklärt, warum es uns so schwerfällt, konsequent auf Zucker zu verzichten. Und doch wäre es für unsere Gesundheit ein Riesengewinn. So sagt der Biologe und jahrelange Krebsforscher am Deutschen Krebsforschungsinstitut (DKFI) Dr. Johannes Coy im Interview: »Der Übergang von der Tumorzelle in die aggressive Krebszelle, die Metastasen bildet, ist zuckerabhängig … Beim Übergang von einem solchen lokal und verdrängend wachsenden Tumor in einen zerstörerisch und invasiv wachsenden bösartigen Krebs spielt die *Umschaltung von Verbrennung auf Vergärung* die entscheidende Rolle. Aufgrund der Vergärung brauchen Krebszellen dann 20- bis 30-mal mehr Zucker zum Wachsen. Und je mehr Zucker im Blut gelöst ist, desto leichter fällt es der Krebszelle, sich diesen herauszuziehen und zu vergären – und damit die fatale Milchsäuregärung in Gang zu setzen, die das umgebende Gewebe übersäuert und die Basis für die Streuung der Krebszellen bildet.«[50]

Alle Kohlenhydrate sind Zuckerbausteine. Offiziell dürfte man 30 bis 40 Gramm Kohlenhydrate am Tag zu sich zu nehmen, um dennoch in der Ketose, sprich der permanenten Fettverbrennung zu bleiben. Doch zu denken: »40 Gramm darf ich ja essen«, ist fatal! Denn diese 40 Gramm hat man – selbst wenn man konsequent alles weglässt, was Zucker enthält – mit den versteckten Kohlenhydraten ohnehin schon aufgenommen.

No Carb, da sind sich alle Ärzte, die etwas über den Tellerrand der Schulmedizin blicken, einig, garantiert einen weiterhin gesunden Stoffwechsel der gesunden Zellen und bewirkt, dass Krebszellen wirkungsvoll ausgehungert werden. Eine große kanadische Studie bestätigt das. Sie untersuchte die Daten von 20 000 Patienten und fand heraus: Eine kohlenhydratreiche Ernährung, die den Blutzucker stark und langfristig ansteigen lässt, kann bestimmte Karzinome des Verdauungstrakts und der Prostata fördern.[51] Daher: Bevorzugen Sie eine Küche mit viel Gemüse, Salaten, mehrfach ungesättigten Fettsäuren, Nüssen und wertvollem Eiweiß aus Eiern, Fisch, Geflügel, Lamm-, Rind-, Kalbfleisch und Wild. Statt Cafeteria-Diät, Fast Food oder der schnellen Schokolade zwischendurch, weil es für ein richtiges Mittagessen wieder mal nicht gereicht hat!

Da besonders Krebskranke diese Form der Ernährung für längere Zeit durchhalten müssen, also mindestens so lange, bis bildgebende Verfahren und Tumormarker Entwarnung geben, wäre es sinnvoll, wenn es im Kopf »klick« macht und man sich ganz auf diese Art der Ernährung einlässt – und sich mit ihr wohlfühlt. Denn im Bewusstsein des Verzichts und des empfundenen Mangels wird das Fleisch irgendwann schwach, und man greift doch wieder zu Fast Food und Co. – und dann war alles umsonst. Es ist darum wichtig, das gesunde Essen mehr zu schätzen und zu lieben als das ungesunde. Auf Dauer gelingt das nur mit der richtigen inneren Einstellung. Wer es schafft, ohne emotionale Regung an der Kuchentheke vorbeizugehen, für den stellt diese Ernährung keinen Verzicht dar.

Als Arzt spüre ich sofort, ob jemand das Potenzial dazu hat, diese Form der Ernährung in sein Leben zu integrieren, oder nicht. Wenn beim Erstgespräch immer wieder Fragen kommen wie: »Ja, was darf ich denn dann überhaupt noch essen?« oder »Was soll ich denn dann frühstücken?«, weiß ich, dass sich der Patient schon von vornherein im Kopf Barrieren aufbaut, die er später nur schwer überwinden kann. Wer dagegen einfach damit anfängt, seine Ernährung umzustellen, ohne sich zu viele Gedanken über Verzicht zu machen, der hat psychologisch gesehen sehr viel bessere Karten. Und zur Frage des Frühstücks: Wie wäre es zum Beispiel mit zwei bis drei Rühreiern, etwas darin gelöstem Parmesan (vergessen Sie das Märchen vom Cholesterin) und frischen Kräutern? Ich persönlich liebe es scharf und schneide noch ein bis zwei Chilischoten hinein. Oder frühstücken Sie wie die Türken. Ich kann mich noch sehr gut an eine Radtour als Student erinnern, als ich entlang der kleinasiatischen Küste von Istanbul bis nach Marmaris geradelt bin. Zum Frühstück habe ich in den Dörfern vergeblich nach Cafés mit Brötchen, Marmelade, Croissant und Brioche gesucht. Was es gab, waren Gurken, Tomaten, Oliven und Ziegenkäse. Und es war köstlich!

Essen ist, so Professor Jutta Mata, grundsätzlich wesentlich mehr als nur Nahrungsaufnahme. Es ist ein hochkomplexes Phänomen und hat unter anderem viel mit sozialem Austausch von Menschen zu tun. Auch das ist ein Grund, warum uns die Umstellung auf andere Ernährungsgewohnheiten nicht leichtfällt. Doch wenn es sprichwörtlich um die Wurst geht – nämlich sämtliche Krebszellen auszuhungern –, sollte das nicht zu viel Überwindung kosten. Ein Glas Rotwein kann man auch später noch genießen – wenn man den Krebs überwunden hat. Beides gleichzeitig funktioniert leider nicht. Denn auch Alkohol wird im Körper in Zucker umgewandelt.

Es ist tatsächlich nicht immer einfach, im Alltag zuckerabstinent zu bleiben. Denn die Verlockungen sind zahlreich. Konsequenz ist gefragt. Beim Aushungern der Krebszellen gilt aber: Ganz oder gar nicht.

Dazu kommt, dass es auch ein bisschen aufwendiger ist, sich jeden Tag etwas Frisches zu kochen, anstatt nur ein Fertiggericht in die Mikrowelle zu schieben. Oder auf dem Heimweg rasch einen Stopp bei Burger King einzulegen oder sich schnell einen süßen Kringel gegen den Heißhunger (und manchmal auch gegen den Frust) einzuschieben. Bleiben Sie standhaft! Nach spätestens sechs Wochen, das verspreche ich Ihnen, werden Sie über frühere Zuckergelüste lachen. Vor allem, wenn Sie gleichzeitig Ihren Körper entsäuern und Ihr Mikrobiom, also Ihre Darmflora, zum Beispiel mit natürlichen Bakterien in Kefir, Sauerkraut und Gemüse aufbauen: Dann haben Sie automatisch viel weniger Lust auf Süßes.

Immerhin: Seitdem wir wissen, wie schädlich der Konsum von Zucker vor allem für Kinder und Jugendliche ist, wächst in der Öffentlichkeit der Druck auf die Lebensmittelindustrie. Und so langsam kapiert es auch die Politik. Schließlich haben wir es ja auch geschafft, den Einfluss der Tabakkonzerne zu beschneiden. Allerdings hat das sehr lange gedauert.

Einige Länder sind da schon konsequenter als wir. Sie haben bereits erste Schritte eingeleitet und sind uns in puncto gesunder Ernährung weit voraus.

In Großbritannien etwa, wo es im EU-Vergleich die meisten dicken Kinder gibt, ist die Werbung für ungesunde Kindersüßigkeiten inzwischen verboten. Dort dürfen auch keine Automaten mit Süßgetränken an Schulen aufgestellt werden. In Norwegen beispielsweise weist das Schlüssellochsymbol als Gütesiegel auf gesunde Lebensmittel hin. Und im gesundheitsbewussten Japan gibt es ein sogenanntes Metabo Law, das Nahrungsmittel auf ihre Säure-Basen-Ausgewogenheit (dazu auf Seite 117 mehr) hin abcheckt. Ist Ihnen schon mal aufgefallen, dass es fast keine übergewichtigen Japaner gibt? Das liegt an der gemüse- und fischreichen Ernährung, die im Reich der aufgehenden Sonne Tradition ist.

Anti-Krebs-Diät auf Japanisch bzw. Mittelamerikanisch

Mediterrane Diät ist ein großer Oberbegriff, der nichts anderes zum Ausdruck bringt als die Verwendung von viel frischem Gemüse, Obst (nur für Gesunde), Fisch, wertvollen mehrfach ungesättigten Ölen, Nüssen und Kräutern. Diese Ernährungsart wird in ähnlicher Form auch in anderen Regionen der Welt wie zum Beispiel in Japan gelebt und kann Sie bei der Umsetzung einer gesunden Anti-Krebs-Ernährung inspirieren.

Auf der japanischen Insel Okinawa führt sie sogar dazu, dass dort überdurchschnittlich viele Hundertjährige leben. Und: Viele der Hochbetagten sind nachweislich sehr aktiv und gesund. Das Risiko, an Brustkrebs zu sterben, ist auf Okinawa beispielsweise um 82 Prozent geringer als in den USA. Und die Gefahr für Männer, an Prostatakrebs zu erkranken, liegt um 86 Prozent niedriger!

Seit 1975 versuchen Wissenschaftler, diesem Geheimnis auf die Schliche zu kommen. Sie fanden heraus, dass die bemerkenswerte Langlebigkeit vor allem an den Ernährungsgewohnheiten der Bewohner liegt – neben ihrer körperlichen Aktivität, ihrer Geselligkeit und Spiritualität. Hier greift eindeutig das Trio Körper, Geist und Seele.

Bei den Menschen auf Okinawa steht viel grünes und milchsauer vergorenes Gemüse auf dem Speiseplan, dazu Algen, Fisch und Meeresfrüchte. Der absolute Star in der dortigen Küche ist die Bittergurke »Goya«, die zu den Kürbisgemüsen zählt. Und: Die betagten Insulaner trinken viel Jasmin- und grünen Tee. Beide schützen vor Krebs: Jasmintee enthält Lignane, also Pflanzenstoffe, die dem Östrogen ähneln und gegen Brust- und Prostatakrebs schützen. Sie besitzen antioxidative Wirkung, ebenso wie das Polyphenol Epigallocatechingallat, das in grünem Tee vertreten ist. Dazu kommt, dass es auf Okinawa üblich ist, mit dem Essen aufzuhören, bevor man satt ist. Damit leben die Inselbewohner das Credo des Arztes Maimonides, der, wie bereits im vorhergehenden Kapitel beschrieben, schon früh einen positiven Zusammenhang zwischen Enthaltsamkeit und Gesundheit sah.

Auch in Costa Rica – insbesondere auf der Halbinsel Nicoya – gibt es viele Hundertjährige. Die Lebenserwartung in dem am Pazifischen Ozean gelegenen Land ist überdurchschnittlich hoch, die Krebsrate wesentlich niedriger als die vieler anderer Nationen. Anstatt mit »Hallo«, »Guten Tag« oder »Servus« begrüßen und verabschieden sich die Menschen dort mit einem lockeren »Pura Vida«, was so viel wie »Pures, pralles, gutes Leben« bedeutet. Die Entspanntheit der Costa Ricaner ist legendär, die allgegenwärtige Lebensfreude spürbar und ansteckend. Stress oder Burn-out sind hier die Ausnahme. Auch solche sozialen Faktoren tragen zu einem starken Immunsystem bei, ebenso wie der ausgeprägte Familienzusammenhalt, der dem Einzelnen in Krisen Halt und Sicherheit gibt (mehr dazu in Kapitel 4).

Ein wesentlicher Faktor sind die gesunden, vitaminreichen, wenig verarbeiteten Nahrungsmittel: Viele Menschen haben Gärten, wo sie ihr Gemüse und Obst selbst anbauen. Das Klima und die geografischen Bedingungen sind ideal: vulkanische, sehr fruchtbare Erde, tropische Regengüsse, die für ausreichende Bewässerung sorgen, und das Meer, das für viele Gerichte wertvolles Eiweiß liefert. So lieben die Costa Ricaner das aus Mexiko stammende Gericht *ceviche*: roher in Zitronensaft marinierter Fisch, gewürzt mit Koriander, Limonen und Zwiebeln. Und schon morgens stehen Gerichte mit Bohnen, Zwiebeln, Sauerrahm, Käse oder Rührei auf dem Speiseplan. Zum Teil ergänzt mit Huhn, Schinken oder Speck. Mittags und abends gibt es Fisch, Meeresfrüchte, Hühnchen, Rindfleisch sowie diverse Gemüsegerichte und -beilagen – etwa aus Karotten, Paprika, Kartoffeln, Kürbis und Zwiebeln, Yuca- bzw. Maniokwurzeln. Auch besonders scharfe, mit Chilischoten und Essigwasser eingelegte Karotten, Zwiebeln und Paprika sind sehr beliebt.

Den Säure-Basen-Haushalt optimieren
Alle zuckerhaltigen Lebensmittel, wie Süßspeisen, Kuchen etc., aber auch Getreide, weißer Reis, Brot, Wurst und Innereien sowie Kaffee und Alkohol sind säurereich. Sie begünstigen im Übermaß genossen den Prozess der Übersäuerung, was nichts anderes bedeutet, als dass Säuren in Muskeln, Gelenken, Knochen und Bindegewebe eingelagert werden. Aber nicht nur falsche Ernährung kann zu Übersäuerung führen, sondern auch die Einnahme von Medikamenten sowie Stress. In Stressphasen vergessen wir oftmals, ausreichend zu trinken, bewegen uns zu wenig und legen eine schlechte Körperhaltung an den Tag. Damit kann das bei der Atmung entstehende saure Kohlendioxid von den Lungen schlechter abgeatmet werden und führt zu einem Säureüberschuss im Körper.

Ein Säurenübergewicht können wir umkehren, indem wir zuckerhaltige Lebensmittel weglassen und unseren Körper zusätzlich entsäuern: mit viel basischem Gemüse und einer hohen Trinkmenge, die Säuren aus dem Körper spült. Am besten gewöhnen Sie sich an, basisch mit einem Smoothie in den Tag zu starten, mit einem frischen Saft aus Roter Bete, Karotten, Sellerie, Gurke und – bei Gesunden – (höchstens) einem Apfel oder einer Birne. Als geschmackliches i-Tüpfelchen können Sie einen Schuss Leinöl (wegen der wertvollen Omega-3-Fettsäuren) und ein Stückchen Ingwer dazugeben. Allerdings sollte immer mehr Gemüse als Obst in Ihrem Basen-Drink sein. In der strengen Phase, wenn Krebszellen ausgehungert werden sollen, bereiten Sie ihn ganz ohne Obst zu.

Denken Sie auch an eine aufrechte Haltung: Brust raus, Bauch rein: Das hilft beim Abatmen von Kohlendioxid, und gleichzeitig schonen Sie Ihre Wirbelsäule und heben Ihre Laune! Auch tägliche Bewegung hilft entsäuern (und stärkt Ihr Immunsystem), ebenso wie gelegentlich ein Basen-Bad (spezielle Produkte gibt es in der Apotheke oder im Drogeriemarkt).

Wie ich bereits im vorhergehenden Kapitel (siehe Seite 99) beschrieben habe, hilft auch Fasten, überschüssige Säuren abzubauen.

Täglich leichte Bewegung

»Wenn zwei Ärzte das Gleiche sagen, dann ist einer von beiden kein Arzt« – so lautet eine alte Volksweisheit. Aber wenn gleich alle Ärzte wie beim World Cancer Research Fund (WCRF) in den USA die gleiche Meinung vertreten, dann grenzt das schon an eine Sensation. Die einhellige Resolution des Expertengremiums: Regelmäßige körperliche Aktivität beugt der Neubildung von bösartigen Tumoren vor. Speziell für Dickdarmkarzinome und hormonabhängige Tumore der weiblichen Brustdrüse sowie der Prostata ist die Evidenz für protektive Effekte sehr hoch.[52]

Noch vor wenigen Jahren rieten Onkologen ihren Patienten, sich während und nach einer Bestrahlung oder Chemotherapie körperlich zu schonen. Heute lautet die Empfehlung unisono: Krebspatienten profitieren in fast jeder Krankheitssituation davon, körperlich aktiv zu sein oder sich sportlich zu betätigen.

In vielen Kliniken ist die Sporttherapie inzwischen fester Baustein der Krebsbehandlung. Im Münchner Klinikum rechts der Isar etwa gehört sie neben der (dort immer leider noch falschen) Ernährungsmedizin und psychischer Betreuung bei den drei häufigsten Krebsarten (nämlich an Lunge, Darm und Prostata) fest zur Behandlung. Die Trainingszeit beträgt wöchentlich 2,5 Stunden.

Die Wissenschaftler gehen davon aus, dass es neben der vermehrten Sauerstoffzufuhr auch das körpereigene Hormon Adrenalin ist, welches die krebsbekämpfenden natürlichen Killerzellen (NK) in Schwung bringt. Mit dem Blut gelangen sie dann an jene Stelle im Körper, wo der Tumor wächst. Darauf deutet jedenfalls eine Studie hin, die dänische Forscher unlängst mit Mäusen durchführten. Das Team um Line Pedersen und Pernille Hojman von der Universität Kopenhagen infizierte die Tiere mit Haut-, Lungen- und Leberkrebszellen. Dann ließen die Wissenschaftler die kranken Mäuse täglich rund vier Kilometer im Hamsterrad laufen. Das Ergebnis lässt hoffen: Pedersen und Hojman stellten fest, dass die Tumore der sportlichen Tiere im Vergleich mit untätigen Artgenossen um 60 Prozent schrumpften. Bei den trainierten Mäusen waren durch den Sport jene Gene aktiver, die für das Immunsystem und Entzündungsprozesse wichtig sind. Sie kurbelten die NK-Zellproduktion an, die den Tumoren zusetzen.[53]

Die angemessene Dosis Bewegung variiert je nach der Krebsart. So hat sich beispielsweise gezeigt, dass bei Brustkrebs drei bis fünf Stunden Gehen pro Woche einen messbaren Effekt haben. Bei Dickdarmkrebs muss das Pensum fast doppelt so hoch sein, um eine vergleichbare Wirkung zu erzielen. Prostatakrebspatienten sollten 18 »METs« pro Woche absolvieren. Die Maßeinheit MET steht für »Metabolic Equivalent«, zu Deutsch metabolisches Äquivalent. Es beschreibt den Stoffwechselumsatz eines Menschen im Ruhezustand bezogen auf sein Körpergewicht und wird verwendet, um den Energieverbrauch unterschiedlicher Aktivitäten miteinander zu vergleichen. Ein durchschnittlicher Erwachsener verbraucht grob vereinfacht pro Kilogramm Körpergewicht eine Kalorie in der Stunde (= 1 MET), wenn er nur auf dem Sofa lümmelt und fernsieht (wohlgemerkt: ohne Bier und Chipstüte!). Wer einer moderaten körperlichen Aktivität nachgeht, verbraucht etwa 3 bis 6 METs pro Stunde, bei intensiven Anstrengungen sind es über 6 METs. 18 METs entsprechen also in etwa drei Stunden intensiver bzw. drei bis sechs Stunden gemäßigter sportlicher Aktivität.

Auf jeden Fall sollte die Bewegung aerob, also auf Ausdauer ausgerichtet sein und mit niedriger Pulsfrequenz erfolgen.

Sportler nennen das Grundlagenausdauertraining. Ein Hochleistungstraining mit sehr hoher Intensität, aber auch Sportarten wie Tennis, Fußball oder Squash, bei denen der Puls kurzfristig hochgepusht wird, sind eher kontraproduktiv, weil sie den Körper zu stark belasten und auch übersäuern. Ich persönlich rate meinen Patienten dazu, täglich eine Stunde langsam durch den Wald zu joggen oder zu walken.

Wichtig ist in jedem Fall: Die Bewegung soll Spaß machen und nicht zur Strapaze werden und zu Erschöpfung führen. Nur dann kann das Workout seine gesundheitsfördernde Wirkung entfalten und Stress abbauen. Und Stress ist – wie ich in Kapitel 4 noch ausführlicher beleuchten werde – einer der Faktoren, die unser Immunsystem schwächen und damit der Entstehung von Krebs Vorschub leisten können. Deswegen ist es auch so wichtig, Maßnahmen gegen ihn zu ergreifen: indem wir so weit wie möglich Stressoren ganz abstellen oder lernen, anders mit ihnen umzugehen – mithilfe eines guten Stressmanagements mit entsprechenden Entspannungstechniken (mehr dazu auf Seite 177) und täglicher moderater Bewegung.

Nahrungsergänzungsmittel

Methionin

Methionin ist die einzige schwefelhaltige essenzielle Aminosäure und steht ganz am Anfang in der Kette bei jedem Eiweißaufbau. Außerdem schützt es das Erbgut in der Zelle und wird deshalb auch das »Penicillin des Genoms« genannt. Methionin schaltet Krebsgene stumm, wirkt fettlösend und wirkt der Fettablagerung in der Leber entgegen. Ein Methioninmangel kann ein erster Hinweis auf eine überforderte Krebsabwehr sein. Achtung: Das bedeutet nicht, dass sich ein Krebs schon sicher manifestiert hat. Der Körper ist aber damit überfordert, die ständig auf ganz natürliche Art und Weise neu entstehenden Krebszellen zu bekämpfen.

Heute wissen wir durch umfangreiche Untersuchungen, dass Menschen mit einem Methioninspiegel im oberen Normbereich um die Hälfte seltener Lungenkrebs bekommen als Menschen mit wenig Methionin im Blut. Nur »normal« ist also wie so oft für uns noch nicht gut genug. Daher messe ich bei meinen Patienten bei praktisch jeder Untersuchung auch den Methioninspiegel – und meist ist er beim Erstbesuch nicht zufriedenstellend hoch. Besonders bei Viruserkrankungen (das kann schon ein banaler Schnupfen sein) kann der Methioninspiegel im Blut unbemerkt absinken – und dann für die Krebsabwehr zu niedrig sein.

Generell gilt: Je intakter Ihr Profil an essenziellen Aminosäuren ist, desto jünger bleiben die Zellen bzw. umso älter können Sie ohne Leistungsabfall werden. Darum achte ich bei meinen Patienten auf einen hohen Eiweißspiegel im Allgemeinen und bei den essenziellen Aminosäuren im Besonderen. Leider habe ich zwei natürliche Feinde bei meinem Kampf für einen hohen Eiweißspiegel im Blut. Das sind erstens die Hausärzte, von denen viele die Eiweißwerte für vollkommen unerheblich halten. Zweitens hat sich bei uns der Irrglaube festgesetzt, dass wir zu viel Eiweiß äßen und Eiweiß schädlich wäre. Doch das Gegenteil ist wahr. Unser Körper besteht nun einmal – abgesehen von Wasser – zum überwiegenden Anteil aus Eiweiß. Bei meinen Untersuchungen messe ich daher leider viel zu oft traurig niedrige Eiweißspiegel – und genauso fühlen sich die Menschen dann auch: müde und schlapp, mit wenig Antrieb und gedrückter Stimmung – und mit einem schlechten Immunsystem, das anfällig ist nicht nur für Bakterien und Viren, sondern auch für Krebszellen.

Vitamin C

Über Vitamin C – oder Ascorbinsäure, wie es im Fachjargon heißt – ist viel geschrieben worden. Es ist wohl das bekannteste Vitamin überhaupt, und sein großer Einfluss auf unsere Gesundheit ist den meisten von uns bekannt.

Trotzdem wissen die wenigsten Menschen, wie außerordentlich gesund dieses Vitamin tatsächlich ist. Es schützt nicht nur in der nassen, kalten Jahreszeit vor Schnupfen, Husten und Heiserkeit, sondern ist auch eine wirkungsvolle Waffe gegen den Krebs. Denn: Es kurbelt die körpereigenen Abwehrkräfte an, die bei der Prävention von Tumoren maßgeblich beteiligt sind. Darüber hinaus kann Vitamin C in ausreichend hoher Dosierung direkt Krebszellen abtöten.

Zum ersten Mal entdeckt wurde die Bedeutung von Vitamin C bei der Bekämpfung von Skorbut. Diese Mangelerkrankung war schon in der Antike bekannt und noch bis ins frühe 20. Jahrhundert weit verbreitet. Vor allem Seeleute erkrankten daran, Tausende starben, während sie die Weltmeere überquerten. Auf ihren langen Schiffsreisen nahmen sie zwar gepökeltes Fleisch und Trockenfisch zu sich, doch es mangelte ihnen an frischem Obst und Gemüse. Lange Zeit wusste man nichts über diesen Zusammenhang und glaubte, Skorbut sei die Folge einer Lebensmittelvergiftung.

Erste Hinweise, die einen Zusammenhang von Skorbut und einer Mangelversorgung mit Vitamin C herstellten, fand der englische Schiffsarzt James Lind. Er experimentierte mit der Nahrung von Skorbut-Erkrankten und stellte fest, dass diejenigen, die Zitrusfrüchte wie Orangen und Zitronen oder auch Zwiebeln erhielten, schneller gesund wurden. (Dass es das Vitamin C in diesen Nahrungsmitteln war, welches die Heilung bewirkte, konnte Dr. Lind allerdings zu dieser Zeit noch nicht wissen.) Doch seine 1757 veröffentlichten Forschungsergebnisse gerieten leider in Vergessenheit.

Der Durchbruch für das als Antioxidans wirkende Vitamin C kam erst Anfang des 20. Jahrhunderts: 1937 erhielt der Brite Walter Norman Haworth für seine Forschungen über Vitamin C den Nobelpreis für Chemie, der ungarische Arzt Albert von Szent-Györgyi den für Medizin.

Natürliches Vitamin C kommt vor allem in Obst und Gemüse vor. Gereifte und frisch geerntete Zitrusfrüchte, Acerolakirschen und die Früchte des mittelamerikanischen Camu-Camu-Strauchs sind regelrechte Vitamin-C-Bomben. Ebenso Grün-, Rot- und Weißkohl sowie Paprikaschoten. Doch Vorsicht: Beim Erhitzen geht ein Großteil davon verloren.

Das Allroundgenie unter den Vitaminen und natürlichen Gesundheitshelfern ist an zahlreichen Vorgängen im menschlichen Körper beteiligt. Es fängt freie Radikale im Blut, in den Körperzellen und im Gehirn. Zudem ist es wichtig für den Gefäßschutz, denn es hält das Blut flüssig und verhindert dessen Verklumpung an den Innenwänden der Arterien. So beugt es unter anderem Zivilisationskrankheiten wie Bluthochdruck, Herzinfarkt und Schlaganfall vor. Und so überraschend und paradox es vordergründig auch klingen mag: Das säuerlich schmeckende Vitamin C entsäuert den Körper.

Nach der Erforschung des Vitamin C mutmaßten immer mehr Wissenschaftler, dass es das Immunsystem auch vor bösartigen Zellwucherungen schützen kann. Als einer der Ersten tat dies der Chemiker Linus Pauling von der Oregon State University bereits in den 1970er-Jahren. Doch erste klinische Versuche, durch die orale Einnahme von Vitamin C Krebs zu bekämpfen, schlugen fehl.

Später untersuchten Wissenschaftler der University of Kansas, inwieweit intravenöse Injektionen von hoch dosiertem Vitamin C als wirksame Waffe gegen Krebszellen eingesetzt werden können, indem sie es Frauen mit Eierstockkrebs spritzten. Sie stellten fest, dass hoch dosiertes Vitamin C die bösartigen

Zellen angreift und gleichzeitig das gesunde Gewebe unangetastet lässt. Wie Jeanne Drisko, die Ko-Autorin der Studie, erläuterte, gebe es die Hoffnung, dass die intravenöse Verabreichung von Vitamin C ein beachtliches Potenzial bei der Bekämpfung von Krebs habe.

Das ist ein echter Hoffnungsschimmer für viele Erkrankte, die unter den oft auch lebensgefährlichen Nebenwirkungen einer Chemotherapie leiden. »Patienten suchen nach einer sicheren und kostengünstigen Methode, ihre Krebserkrankung zu behandeln«, sagte Drisko in einem Interview in den BBC News. »Intravenös injiziertes Vitamin C hat dieses Potenzial, wie sowohl aus unserer Grundlagenforschung als auch aus vorläufigen klinischen Daten hervorgeht.«[54]

Doch die Pharmaindustrie – und das wissen auch die Forscher – dürfte wenig Interesse daran haben, klinische Studien zu finanzieren, die den Nachweis erbringen, dass simples und billiges Vitamin C eine Alternative zu patentierbaren und damit lukrativen Medikamenten mit jährlichen Verkaufserlösen im Milliardenbereich ist. »Da Vitamin C nicht patentiert werden kann, wird seine Entwicklung von den Pharmaunternehmen nicht unterstützt«, sagt auch Qi Chen, der Erstautor der Studie, und wirbt dennoch weiter: »Wir glauben aber, es ist jetzt an der Zeit, dass Forschungseinrichtungen sorgfältig angelegte klinische Studien mit intravenös verabreichtem Vitamin C unterstützen.«[55]

In Deutschland gibt es seit jüngster Zeit bahnbrechende Fortschritte in der Erforschung dieses Anti-Krebs-Antioxidans: Wissenschaftler der Universitätsklinik Tübingen fanden 2014 heraus, dass eine einzige Stunde ausreiche, um mittels Vitamin C eine Melanom- sprich Hautkrebszelle zu zerstören. Welch ein Hoffnungsschimmer, da die Diagnose malignes Melanom bisher oft einem Todesurteil gleichkam. Wer daran erkrankte und bereits Metastasen in anderen Organen aufwies, hatte so gut wie keine Überlebenschance.

Die beiden Tübinger Forscher Dr. Dr. Sascha Venturelli von der Universitätsklinik für Innere Medizin und Dr. Christian Busch von der Universitäts-Hautklinik beschäftigen sich schon seit vielen Jahren mit phytotherapeutischen, also naturheilkundlichen Ansätzen in der Onkologie. Ihr besonderes Augenmerk gilt dem Vitamin C als einem sanften, aber potenten Mittel zur Prophylaxe und Bekämpfung von Krebs.

In ihrem preisgekrönten Forschungsprojekt badeten sie Melanomzellen in hoch dosiertem Vitamin C und lösten damit deren programmierten Zelltod aus. So gelang ihnen der Nachweis, dass Vitamin C ein genialer Genschalter ist: einer, der direkten Einfluss auf die zelluläre DNA nimmt. Ein weiterer Schritt in die richtige Richtung zu natürlicher Krebsabwehr.[56]

Auch an der Uni Brüssel ist man von der positiven Wirkung des Vitamin-Kraftpakets überzeugt: Am Institut für Pharmakokinetik kamen Wissenschaftler nach unterschiedlichen Studien an krebskranken Tieren und Tumorzellen im Reagenzglas zu dem Ergebnis, dass vor allem eine Kombination aus Vitamin C und Vitamin K_3 bei der Bekämpfung von Tumorzellen äußerst vielversprechend sei, da diese Kombination Zellen bei der Apoptose, dem Selbstmord, unterstütze. Dieses zelleigene »Suizidprogramm« kann von außen angeregt oder aufgrund von zellinternen Prozessen ausgelöst werden (etwa nach starker Schädigung der Erbinformation).

Ihr Fazit lautet: Die Kombination der beiden Vitamine C und K_3

- verhindert das Tumorwachstum,
- verstärkt eine Chemotherapie in ihrer Wirkung,
- verringert die Zahl der Metastasen.[57]

Auch ich bin von der heilsamen Wirkung dieses Vitamins überzeugt und verabreiche meinen Patienten parallel zur herkömmlichen Krebstherapie hoch dosierte Vitamin-C-Infusionen. Jeden

Tag ein bisschen mehr, wobei die Dosis bei bis zu 80 Gramm pro Sitzung liegen kann. Der normale Hausarzt oder auch der Onkologe würde da vermutlich die Hände über dem Kopf zusammenschlagen.

Vitamin K

In zahlreichen Tier- und Laborstudien konnten Wissenschaftler nachweisen, dass Vitamin K eine krebshemmende Wirkung hat. Inzwischen gibt es ebenfalls Belege dafür, dass Vitamin K_1 beim Menschen dem Tumorwachstum vorbeugen kann. Heidelberger Krebsforscher untersuchten den Einfluss von Vitamin K in einer Studie mit fast 25 000 Teilnehmern im Alter von 35 bis 64 Jahren. Sie stellten fest, dass eine hohe Aufnahme von Vitamin K_2 das Krebsrisiko sinken und die Überlebensrate steigen ließ. Vitamin K_2 kommt fast ausschließlich in Lebensmitteln tierischen Ursprungs vor – und für die Vegetarier auch im Käse. Seine krebshemmende Wirkung war bei Männern größer als bei Frauen.[58]

Hyperthermie

Als Kinder bekamen wir beim geringsten Anlass Fieber. Kaum war eine Erkältungswelle im Anflug, erwischte es uns. Mit hohen Temperaturen, oft sogar über 39 Grad, mit Gliederschmerzen und Schüttelfrost. Dann wurden wir ins Bett gesteckt und konnten – von den Eltern liebevoll versorgt – selig vor uns hindämmern und uns gründlich auskurieren. Kam es ganz schlimm, verabreichten uns die Eltern nasse Wadenwickel, um die Temperatur zu senken. Ansonsten ließen sie uns Zeit und Ruhe, unseren Körper auszukurieren und genügend Abwehrkräfte gegen die nächste Erkältungswelle zu bilden.

Als Erwachsene tun wir uns nicht mehr so leicht mit dem Fieber. Schade eigentlich, denn erhöhte Temperatur kann auch

Krebszellen abtöten. Gesellschaftlich darauf gedrillt, jederzeit fit und leistungsfähig zu sein, ignorieren wir nur zu oft die Signale unseres Körpers. Dabei teilt er uns mit einem Anstieg der Temperatur nur mit, dass er eine von außen eindringende gesundheitliche Gefahr durch Bakterien oder Viren erkannt hat und mit Volldampf etwas dagegen unternimmt. Die Hitze soll den feindlichen Eindringlingen den Garaus machen, indem wir die Schädlinge im besten Sinne ausschwitzen.

Doch anstatt dem erhitzten Körper in dieser Situation Ruhe zu gönnen und auf die natürlichen Heilkräfte unseres Immunsystems zu vertrauen, schlucken viele bei drohendem Temperaturanstieg fiebersenkende Mittel, schleppen sich ins Büro und stecken die Kollegen an. Das Bedürfnis des Körpers nach Ruhe wird unterdrückt, die Symptome nur gedeckelt und nicht geheilt. Anstatt dem Immunsystem Zeit zu geben, seine eigenen Abwehrkräfte gegen die Viren und Bakterien zu mobilisieren, bekämpfen wir das heilsame Fieber und verschleppen die Erkältung. Die fühlt sich dann zwar etwas weniger heftig an, dauert dafür aber meistens umso länger.

Unsere natürliche Körpertemperatur liegt normalerweise zwischen 36 und 37° C. Bekommen wir einen Infekt, steigt unsere Temperatur an. Das Fieber befeuert quasi das Immunsystem, seine geballten Abwehrkräfte gegen die Bakterien oder Viren hochzufahren. Dabei bedeutet uns der Körper durch Schlappheit, etwas langsamer zu treten. Die natürliche Müdigkeit zeigt uns, dass der Körper sich mit aller Macht gegen die Eindringlinge wehrt und daher für andere Dinge im Moment keine Kraft hat. Auch die Lustlosigkeit, die uns in solchen Situationen befällt, ist ein deutliches Zeichen des Körpers, der auf allen Ebenen signalisiert: Bitte lass mich jetzt in Ruhe! Ich brauche meine Kraft zur Regeneration.

Wenn die Körpertemperatur unkontrolliert über 41° C steigt, wird es gefährlich. Ansonsten empfehle ich meinen Patienten bei einer Erkältung oder Grippe: Finger weg von fiebersenkenden Mitteln, sich Zeit zum Auskurieren gönnen – und das Immunsystem auf natürliche Weise stärken. Und so ganz nebenbei tötet die Wärme auch Krebszellen ab.

Bereits der antike Arzt Galen erkannte die Heilkraft einer erhöhten Körpertemperatur bei Kranken. »Gebt mir die Macht, Fieber zu erzeugen, und ich heile euch jede Krankheit«, soll er gesagt haben, und als einer der ersten Ärzte schrieb der deutsche Chirurg Karl David Wilhelm Busch (1826–1881) Ende des 19. Jahrhunderts über die heilsame Wirkung von Fieber gegenüber bösartigen Tumoren.

Heute sind Mediziner tatsächlich in der Lage, mit künstlichem Fieber das Immunsystem zu mobilisieren und Krebszellen in Schach zu halten. Diese Therapieform nennt sich Hyperthermie. Der Begriff leitet sich von dem griechischen Wort *hyper* für »über, übermäßig« und dem Begriff *thermie* für Wärme ab.

Unter therapeutischer Hyperthermie versteht man in der Medizin die künstliche Überwärmung des Körpers. In der ganzheitlichen Krebstherapie dient die Hyperthermie dazu, mit künstlich erzeugtem Fieber die Abwehr gegen den Krebs zu stimulieren. Man ahmt also ein Verfahren nach, das die Natur in unserem Körper zur Krankheitsabwehr eingerichtet hat. Sowohl in der alternativen als auch in der herkömmlichen Krebsbehandlung wird Hyperthermie als Begleittherapie bei Metastasen und Rezidiven eingesetzt.

Dies geschieht zum Beispiel mithilfe von Wärmeliegen und speziellen Infrarotstrahlern, die die Körpertemperatur für einen gewissen Zeitraum, in der Regel etwa eine Stunde, auf mindestens 39,5 bis maximal 41,8° C erhöhen. Dies wird an mehreren aufeinanderfolgenden Tagen wiederholt. Direkt im Anschluss an die Fieberbehandlung sind die Patienten – wie bei einer normalen Grippe auch – zwar etwas erschöpft und matt, später aber erfrischt und gestärkt. Viele Patienten berichten, sie fühlten sich nach der Hyperthermie geradezu »wie neugeboren«.

Inzwischen wissen wir, warum sich dieses gute Gefühl einstellt: Tatsächlich hat das künstliche Fieber eine euphorisierende Wirkung. Forscher der amerikanischen Universität von Madison konnten unlängst nachweisen, dass die Ganzkörperwärmebehandlung auch die Stimmung von depressiven Patienten aufhellt. Die Wissenschaftler fanden heraus, dass eine angenehm empfundene Wärme jene Hirnregionen aktiviert, die bei Depressiven häufig weniger aktiv sind.

In diesem Sinne wirkt also die Hyperthermie sowohl körperlich auf unsere Zellen als auch auf unser psychisches Wohlbefinden.

Warum sich alternative Hoffnungsträger oft schwertun – Beispiel Methadon

Jedes Jahr sterben in Deutschland rund 230 000 Menschen an Krebs (und an die 500 000 erkranken pro Jahr neu daran). Hinter diesem unermesslichen menschlichen Leid steht ein gigantischer Markt. Die Pharmaindustrie steckt Milliarden in die Erforschung und Vermarktung effizienter Wirkstoffe und bringt ständig neue Medikamente auf den Markt, die sich rückwirkend amortisieren müssen. Sie investiert enorme Summen – aber wie gesagt nicht nur in die Entwicklung, sondern auch in das Marketing. Schätzungsweise 40 Prozent der Entwicklungskosten sind für die Werbung eingeplant. Diese Ausgaben müssen mit dem Profit auch wieder zurück in ihre Kassen fließen. Und so mancher Vertreter der Ärzteschaft verdient als Werbebotschafter, indem er bereitwillig Rezepte ausstellt, daran mit.

Alternative Mittel haben es aus diesem Grund in dem heiß umkämpften Markt schwer, sich gegen die starke, finanzkraftige und einflussreiche Lobby der etablierten Pharmariesen durchzusetzen: Ihnen fehlt das Geld für große Studien. Das gilt auch für das jüngste Beispiel, das hier zu nennen ist: das Methadon.

Aus der Drogen-Ersatztherapie bekannt, wird das synthetisch hergestellte Opioid heute auch als Schmerzmittel in der Palliativmedizin eingesetzt und macht Patienten mit Hirntumor Hoffnung auf Heilung. Wie das Fernsehmagazin *plusminus* in seiner Sendung vom 14. April 2017 berichtete, gibt es vielversprechende Hinweise darauf, dass der Stoff sehr effizient in der Tumortherapie eingesetzt werden kann. Dieser Überraschungserfolg basiert auf den Forschungen der Ulmer Chemikerin Claudia Friesen.

Die Wissenschaftlerin entdeckte vor einigen Jahren, dass das aus der Suchttherapie bekannte Methadon die Wirkung einer Chemotherapie erheblich steigern und somit das Leben von Patienten deutlich verlängern kann. Claudia Friesen konnte belegen, dass in einigen Fällen die Tumorpatienten sogar vollständig gesund wurden.

Eine dieser Patientinnen ist Sabine K. Sie erkrankte an einem als unheilbar geltenden Gehirntumor. Die junge Frau trat als Kronzeugin vor die Kamera und berichtete in der TV-Sendung von ihrer sensationellen Heilung. Seitdem sie zusätzlich zu ihrer herkömmlichen Chemotherapie regelmäßig Methadon einnimmt, sind die Metastasen in ihrer Leber nachweislich verschwunden. Und auch der Gehirntumor kam entgegen den Prognosen der Ärzte bisher nicht zurück.

An klinischen Studien, die notwendig wären, um Methadon offiziell und flächendeckend zur Krebstherapie zulassen, haben bisher weder das Gesundheitsministerium noch das Bundesforschungsministerium ernsthaft Interesse bekundet. Im Gegenteil. Führende Onkologen warnten im Falle von Methadon sogar vor »unerwünschten Nebenwirkungen« und falschen Erwartungen. Wie *plusminus* belegte, waren unter den Kritikern auch Onkologen, die nachweislich von der Pharmaindustrie Honorare für

Vorträge und Gutachten beziehen. Zu den Ärzten, die Methadon skeptisch gegenüberstehen, gehört Professor Dr. Wolfgang Wick, ärztlicher Direktor der Neurologie an der Uniklinik Heidelberg und Sprecher der Neuroonkologischen Arbeitsgemeinschaft in der Krebsgesellschaft. Er warnt davor, aus diesen »Einzelfällen« voreilige Schlüsse zu ziehen.

Die Diskussion um Methadon dürfte damit noch lange nicht ausgestanden sein: Nach allem, was bisher bekannt wurde, hat dieses Opioid großes Potenzial als positiver Verstärker einer Tumortherapie. Dies belegen auch die Erfahrungen des Palliativmediziners Dr. Hans-Jörg Hilscher. Er arbeitet eng mit der Ulmer Forscherin Friesen zusammen und verabreichte seinen todkranken Patienten zur Schmerzlinderung geringfügige Dosen des etablierten Schmerzkillers Methadon. Dabei konnte der Arzt im Laufe der Jahre beobachteten, dass es den Kranken nicht nur besser ging, sie lebten auch länger. Für Hilscher steht fest: An der Wirksamkeit von Methadon zur begleitenden Krebstherapie sollte in großem Stil weitergeforscht werden.

Dabei könnte im Grunde schon heute jeder Arzt Methadon verschreiben. Die Behandlung wäre auch wesentlich preiswerter als die mit anderen vergleichbaren Medikamenten, die zurzeit getestet werden. Da Methadon schon lange auf dem Markt und somit nicht mehr patentfähig ist, kostet es nur einen Bruchteil dessen, was andere Krebsmittel wie beispielsweise das Antikörper-Medikament Avastin des Pharmariesen La Roche kosten. Avastin soll die Einsprossung neuer Blutgefäße in Krebsherden hemmen und damit deren Ausbreitung blockieren. Das gelingt aber nur mit sehr mäßigem Erfolg.

Während die Gabe von Methadon nach Ansicht von Experten pro Monat mit etwa 12 Euro pro Patient zu Buche schlägt, belastet die Behandlung mit dem Krebsmittel Avastin die Gesundheitskassen mit bis zu 25 000 Euro im Quartal. Man fragt sich also, warum niemand Interesse daran hat, die bisherigen

Erfolgsgeschichten genauer unter die Lupe zu nehmen und eine breit angelegte wissenschaftliche Studie mit Methadon zu initiieren. Ist Methadon zu billig, um ernst genommen zu werden? Zumal das Konkurrenzmittel Avastin nach bisherigen Erkenntnissen die Hoffnungen nicht erfüllen konnte, die La Roche in es gesetzt hat.

Das Problem ist wieder einmal, dass wissenschaftliche Studien viel Geld und Zeit in Anspruch nehmen und öffentliche Gelder hierfür nur spärlich fließen. Der Staat überlässt das Testen und Bewerten von Arzneimitteln lieber den Pharmaunternehmen. Insider wie Professor Wolf-Dieter Ludwig, Vorsitzender der Arzneimittelkommission der Ärzteschaft, kritisieren schon seit Langem, dass klinische Studien überwiegend von der Industrie finanziert werden. Das Geld, welches das Bundesforschungsministerium zur Verfügung stelle, so der Facharzt, reiche bei Weitem nicht aus, um neue Behandlungen zu testen. Es sei bedauerlich, dass Ärzte überwiegend auf Studien zurückgreifen müssten, die von den Medikamentenherstellern gesponsert seien, sagte er in der *plusminus*-Sendung und plädierte: »Mehr unabhängige Forschung wäre ein Segen für die Tumorpatienten.«

Prinzipiell muss man wissen, wie konsequent Ärzte während ihrer Ausbildung zur Studiengläubigkeit erzogen werden. Früher gab es das »eminenzbasierte« Wissen. Das heißt, ein Halbgott in Weiß gab seinen persönlichen Erfahrungsschatz an die Studenten und jungen Ärzte weiter. Einheitlichkeit in der Ausbildung war so nicht gegeben. Darum wurde dieses eminenzbasierte Wissen von der evidenzbasierten Lehre abgelöst. Nach dem Motto: Ein Arzt kann irren, viele Ärzte eher nicht. Das bedeutet, nur die Ergebnisse aus Studien sollten die möglichst breite Basis für die ärztliche Ausbildung bilden. In der Theorie sicherlich ein guter Gedanke. Aber nun kommt die Praxis: Die Studien werden fast ausschließlich von der Pharmaindustrie durchgeführt und vorgelegt. Und die Ergebnisse fallen immer überraschend positiv für die eigenen Produkte aus. Und selbst wenn dann von übergeordneter Stelle eine größer angelegte »Metaanalyse« durchgeführt wird, bei der viele Studienergebnisse zu einem Thema zusammengefasst werden, hat doch wieder die Pharmaindustrie die Daten dafür geliefert. Und diese Zusammenfassung verleiht den Studien dann noch einmal ein umso größeres wissenschaftliches Gewicht.

Wissenschaft schafft Wissen. Wenn dann »zufällig gefundenes« Wissen wie beim Beispiel des Methadons nicht dem Weltbild des geschaffenen Wissens entspricht, sind sofort die Experten auf dem Plan, um das geschaffene Weltbild wieder geradezurücken.

Das ist aber keine allein auf die Medizin beschränkte Erscheinung. Unser Denken wird tagtäglich von den Nachrichten beeinflusst, die wir hören und sehen. Das können Sie mit etwas kritischem Bewusstsein sehr gut selbst beobachten. Aufgabe wäre eigentlich zumindest bei den gebührenfinanzierten öffentlich-rechtlichen Sendern, nichts als die nackte Information zu übermitteln. Aus denen sollten Sie sich dann Ihr eigenes Weltbild machen. Tatsächlich werden aber die Informationen über die Art und Weise, wie sie formuliert werden, zwischen den Zeilen bewertet, damit Sie auch gleich wissen, wie Sie zu denken haben. Das geschieht meist nur unterschwellig – aber dennoch wirkungsvoll.

Es bleibt also vorerst einzelnen Ärzten und Kliniken überlassen, an die Erfolge der Ulmer Forscherin Friesen anzuknüpfen und die Daten zur Wirksamkeit von Methadon gezielt auszuwerten. Dies macht zum Beispiel die Berliner Charité. Ungeachtet der Warnungen der Pharma-Lobbyisten werden dort mittlerweile die Daten von Patienten gesammelt, die während ihrer Chemotherapie zusätzlich mit Methadon behandelt werden. Dabei hat sich nach Auskunft der Klinik gezeigt, dass die

Nebenwirkungen längst nicht so stark ausfallen wie von Kritikern befürchtet. Im Gegenteil. Methadon habe sich als gut verträgliche Begleittherapie erwiesen, bilanzierte der Mediziner Martin Misch, und könne möglicherweise eine Chemotherapie nachhaltig unterstützen. Kritikern den Wind aus den Segeln nehmend, betont er wie die Wissenschaftlerin Friesen, dass Methadon »ein Wirkverstärker« in der Kombination mit einer herkömmlichen Therapie sei.

Tumorimpfung – die Behandlung der Zukunft

Bei einer Tumorimpfung werden die körpereigenen Abwehrkräfte dazu angeregt, die Krebszellen als feindliche Eindringlinge zu sehen und sich gegen sie zu immunisieren. Auf diese Weise soll sowohl der Bildung von Metastasen als auch Rückfällen einer Tumorerkrankung vorgebeugt werden. Absoluter Zuckerentzug bewirkt das Gleiche, die Impfung kann das aber noch zusätzlich unterstützen. Wie wir wissen, basiert Krebs auf einem Versagen des Immunsystems: Die Abwehrzellen erkennen die entarteten Zellen nicht, sie greifen nicht an, und der Tumor kann ungestört weiter wachsen.[59]

Die Krebsimpfung wird nach einer Operation mit den körpereigenen Krebszellen des Patienten durchgeführt. Wie bei jeder anderen Impfung soll das Immunsystem anschließend in der Lage sein, die Krebszellen eindeutig zu identifizieren und aus eigener Kraft zu bekämpfen.

Studien belegen, dass eine Tumorimpfung vor allem bei Melanomen und dem Nierenzellkarzinom gute Erfolgschancen hat. Sie wirkt besser, wenn vorher keine Chemotherapie durchgeführt wurde. Auch Glioblastome, eine Tumorart des zentralen Nervensystems, sprechen gut auf die sogenannte dendritische Zellimpfung an.[60] Und selbst bei Darmkrebs ist die Tumorimpfung nach der chirurgischen Entfernung von Lebermetastasen vorbeugend wirksam. Dies zeigte eine Studie von Professor Volker Schirrmacher vom Deutschen Krebsforschungszentrum in Heidelberg: Von den so geimpften Patienten lebten nach zehn Jahren mehr als die Hälfte ohne Metastasen, in der Kontrollgruppe ohne Impfung waren es dagegen weniger als 20 Prozent.[61]

4. PSYCHONEURO-IMMUNOLOGIE (PNI): WIE UNS STRESSMANAGEMENT, ENTSPANNUNG UND MENTALHYGIENE SCHÜTZEN

Das Zusammenspiel von Geist und Körper

Heilung ist ein hochkomplexer Prozess, bei dem unzählige Kräfte zusammenwirken. Wir wissen inzwischen sehr viel über die Hintergründe und können mit Sicherheit sagen: Die Diagnose Krebs muss kein Todesurteil mehr sein! Denn – wie in den vorhergehenden Kapiteln bereits beschrieben – können wir einiges tun, um der Ausbreitung entarteter Zellen in unserem Körper entgegenzuwirken. Beziehungsweise es erst gar nicht so weit kommen zu lassen. Ein neuer Wissenschaftszweig, die sogenannte Psychoneuroimmunologie (PNI), ist eine hoffnungsvolle Waffe gegen Krebs. Forscher auf diesem Fachgebiet haben herausgefunden, dass bzw. wie stark unsere Gedanken und Gefühle und damit unsere Haltung dem Leben gegenüber auf unsere Gesundheit wirken. Tatsächlich sind Körper und Geist eine Einheit. Doch bevor wir tiefer in dieses neue interdisziplinäre Forschungsgebiet einsteigen und damit in die Bedeutung eines wirkungsvollen Stressmanagements, von Mentalhygiene, Optimismus, Gelassenheit und sozialen Kontakten für unsere Gesundheit: hier eine kleine Übung. So einfach sie auch daherkommt – so deutlich zeigt sie, wie machtvoll Körper und Geist zusammenspielen.

Selbsttest

Für diese Übung stellen Sie sich bitte vor einen Spiegel. Am besten vor einen, der Sie komplett abbildet. Dann:

1. Ziehen Sie den Kopf zwischen die Schultern, lassen Schultern und Mundwinkel hängen und runzeln die Stirn.
2. Nun spüren Sie genau in sich hinein. Wie fühlen Sie sich dabei? Gut? Entspannt? Optimistisch? Stark und selbstbewusst? Vermutlich nicht: Ihr Oberkörper ist

schlaff und kraftlos, die Brust eingefallen, die Atmung eingeschränkt. Nehmen Sie wahr, wie flach Sie jetzt atmen? Der Körper bekommt bei dieser Haltung weniger Sauerstoff, als wenn Sie aufrecht mit erhobenem Kopf stehen. Und das führt langfristig zu einer Verlangsamung der Körper- und Gehirnfunktionen, zu Verkrampfung und Übersäuerung.

3. Automatisch richtet sich in dieser Haltung auch der Blick nach unten auf den Boden, die Perspektive schränkt sich ein – auch gedanklich: Sie fühlen sich vermutlich bald bedrückt und niedergeschlagen. Etwas anderes können Sie gar nicht spüren mit einer solchen Haltung.

Ebenso überzeugend – aber viel erfreulicher – ist die umgekehrte Übung für die positive Verstärkung:

1. Ziehen Sie den Bauch ein, heben Sie das Kinn, straffen Sie Ihre Schultern und lächeln Sie.
2. Denken Sie an etwas besonders Schönes, ein Erlebnis, das Sie beglückt hat, und malen Sie sich in Gedanken noch einmal diese Situation aus.
3. Vergegenwärtigen Sie sich einen geliebten Menschen. Sehen, riechen, fühlen und hören Sie ihn in der Erinnerung mit allen Ihren Sinnen. Und jetzt schauen Sie bitte noch einmal in den Spiegel: Was erkennen Sie? Vermutlich, wie sehr Ihr innerliches Leuchten auch auf Ihre Ausstrahlung nach außen wirkt.

Wie schon erwähnt, versteht die Wissenschaft heute immer besser, auf welch komplexen Wegen Geist, Körper und unsere Gesundheit ineinanderspielen. In der Medizin deutet sich ein fundamentales Umdenken an – nach der jahrzehntelangen, einseitigen Fixierung auf eine konventionelle, überwiegend biochemisch orientierte, auf die alleinige Wirksamkeit von Medikamenten und Apparatemedizin ausgerichteten Forschung und Therapie. Inzwischen jedoch räumen immer mehr Wissenschaftler und Ärzte auch psychischen, mentalen und sozialen Faktoren Einfluss auf unsere Gesundheit ein.

Nur damit hier keine Missverständnisse aufkommen: Es ist völlig unstrittig, dass die technischen und auch manche pharmazeutischen Fortschritte in der Medizin Millionen von Menschenleben gerettet haben und immer noch retten. Dennoch wäre es fahrlässig, wenn die Errungenschaften der Hightech-Medizin den Blick dafür verstellten, dass ein Patient eben nicht nur ein »Fall« oder eine »Krankenakte« ist, sondern ein Mensch, der auf seine ganz persönliche, individuelle Weise fühlt, denkt und leidet. Noch ist diese Sichtweise vor allem an den großen Unikliniken leider nicht die Regel. Da gibt es immer noch Ärzte, die abgesehen von knappen Aufforderungen wie »Einatmen« – »Ausatmen« während der Untersuchung kaum ein Wort mit dem Patienten wechseln.

Eine Medizin, die den ganzen Menschen im Blick hat, berücksichtigt dagegen auch dessen mentale Stärken und Schwächen. Und: Sie ermutigt ihn dazu, sich aktiv an seiner Heilung zu beteiligen. Deshalb schreibe ich auch dieses Buch. Da ich fest davon überzeugt bin, dass wir gerade gegen den Krebs als einer der verbreitetsten Zivilisationskrankheiten unserer Zeit, die meist aus langjährigen chronischen Beschwerden und Entzündungen hervorgeht, sehr viel unternehmen können. Sowohl im Vorfeld, damit er gar nicht erst entsteht, als auch während und nach der Behandlung, wenn es doch zur Erkrankung gekommen ist.

Denn auch chronischer Stress, seelische Nöte, belastende Erlebnisse und zermürbende Konflikte können die Funktion unseres Immunsystems beeinträchtigen. Diese Erkenntnis setzt sich nur langsam in der Medizin durch. Noch immer lernen die meisten Medizinstudenten an den Universitäten zwar in aller Ausführlichkeit, wie die komplexesten Vorgänge im Körper funktionieren, jedoch nur wenig über deren Zusammenspiel mit psychischen und sozialen Faktoren. Dazu gehört, unter welchen sozialen Bedingungen eine Person lebt, ob sie eine liebevolle Kindheit und fürsorgliche Eltern hatte, ob sie selbstbewusst ist und gelernt hat, mit Konflikten umzugehen. All dies sind nämlich Einflüsse, die durchaus auf die Gesundheit wirken.

Diese neuen Sichtweisen sprengen die engen Grenzen unseres lange Zeit sehr mechanistischen Verständnisses von Gesundheit und Heilung. Dabei wussten wir es früher schon einmal besser: In der antiken Philosophie, aber auch in der Traditionellen Chinesischen Medizin und der überlieferten indischen Gesundheitslehre, dem Ayurveda, ist der Gedanke, dass alles mit allem verbunden ist, selbstverständlich.

Als Arzt, der tagtäglich mit kranken, gesunden, halbkranken, mit glücklichen, unglücklichen, gestressten und entspannten Menschen zusammenkommt – und nicht mit Fallzahlen und Pharma-Patienten –, plädiere ich vehement für einen geweiteten Blick auf die Gesundheit. Einen Blick, der auch individuelle, psychische Faktoren berücksichtigt und der sich nicht alleine mit der Wirkkraft chemischer Keulen und radioaktiver Strahlung zufriedengibt.

Wie die Psyche in den Fokus der Forschung rückte

Die Psychoneuroimmunologie (PNI) ist ein vielversprechendes, interdisziplinäres Forschungsfeld, das den engen Bezugsrahmen eindimensionaler Pharmastudien sprengt und neue Perspektiven für eine psycho-medizinische Forschung eröffnet. In den USA ist dieser spannende, von den unterschiedlichsten Wissenschaftszweigen gespeiste Forschungsansatz seit den Siebzigerjahren des vergangenen Jahrhunderts populär. In Europa dagegen steckt die Grundlagenforschung eher noch in den Kinderschuhen.

Dabei war es der französische Chemiker und Makrobiologe Louis Pasteur, der Ende des 19. Jahrhunderts als Erster Hinweise auf psychoneuroimmunologische Wechselwirkungen fand. Pasteur, der sich auf die Untersuchung von Fäulnis- und Gärungsprozessen konzentrierte, gilt als Pionier bei der Vorbeugung von Infektionskrankheiten.

Im Zuge seiner Erforschung der Geflügelcholera und der Entwicklung eines künstlich im Labor erzeugten Impfstoffes entdeckte Pasteur 1878 eher beiläufig, dass Hühner unter Stress eine erhöhte Anfälligkeit für Infektionen zeigten. Eine Beobachtung, die danach wieder in Vergessenheit geriet, da sie hinter den anderen bahnbrechenden wissenschaftlichen Erkenntnissen Pasteurs verblasste.

Erst gut hundert Jahre später sollte der amerikanische Psychologe Robert Ader (1932–2011) zusammen mit dem Immunologen Nicholas Cohen von der University of Rochester im US-Bundesstaat New York die Geburtsstunde der Psychoneuroimmunologie (PNI) einläuten. Indem sie experimentell anhand eines Zytostatikums (das sind Substanzen, die das Zellwachstum bzw. die Zellteilung hemmen) namens Cyclophosphamid nachweisen konnten, dass das Immunsystem mit dem zentralen Nervensystem zusammenarbeitet und auch lernfähig ist. Knapp zehn Jahre später, also Mitte der Achtzigerjahre, machte der Neurowissenschaftler David L. Felten die nächste wichtige Entdeckung: Er fand unter anderem bei Ratten ein Netzwerk von Nerven, das zu Blutgefäßen und zu Zellen des Immunsystems führt. Zudem fanden er und sein Team Nervengewebe im Thymus und in der Milz.

Weitere zehn Jahre später entdeckte die Neurologin und Pharmakologin Candace Pert (1946–2013) die erstaunliche Verbindung zwischen Neuropeptiden (das sind aus zwei Aminosäuren bestehende Eiweißstoffe, die in Nervengewebe, vor allem im Gehirn, vorkommen und als Botenstoffe dienen) und dem Immunsystem. Genauer gesagt fand sie heraus, dass es nicht nur im Gehirn Andockstellen für diese Botenstoffe gibt, sondern im gesamten Körper. Damit ließ sich erklären, auf welchem Weg Gedanken und Gefühle auf unsere Gesundheit wirken. Nämlich, indem sich die Kommunikationsstoffe des Nervensystems direkt mit dem Immunsystem austauschen.[62]

Seitdem hat sich die Psychoneuroimmunologie (PNI) zu einem der bedeutendsten Gebiete moderner medizinischer Forschung entwickelt. Ein Nachbargebiet ist die Psychoneuroendokrinologie, die zudem die Wechselwirkungen mit dem Hormonsystem einbezieht.

Wie das Immunsystem auf Stress reagiert

Das Gehirn ist ein komplexes Organ: gerade mal so groß wie Ihre zwei Fäuste, bestehend aus etwa 86 Milliarden Zellen, dicht verschachtelt und vernetzt. In den letzten Jahrzehnten ist es verstärkt in den Mittelpunkt der wissenschaftlichen Forschung gerückt. Die Hirnforschung hat unglaubliche Fortschritte gemacht und auch die Onkologie beeinflusst.

> Fakt ist: Unser Gehirn und unser Immunsystem stehen über sogenannte Botenstoffe in ständigem Austausch miteinander. Tatsächlich sind sie so eng miteinander vernetzt, dass ein gestresstes Gehirn die Körperzellen schädigen kann – und umgekehrt das Immunsystem Einfluss auf unser Denken und Fühlen hat.

Einer der experimentierfreudigsten und profiliertesten Wissenschaftler im deutschsprachigen Raum, der sich mit den Wechselwirkungen der Psyche, des Nerven- und des Immunsystems beschäftigt, ist Professor Christian Schubert. Der Leiter des Labors für Psychoneuroimmunologie an der Klinik für medizinische Psychologie der Universität Innsbruck und Vorstandsmitglied der Thure von Uexküll-Akademie für Integrierte Medizin (AIM) macht sich für diese integrativen Forschungsansätze stark.[63]

Sein Credo: »Wir brauchen eine Revolution. Das biomedizinische Maschinenmodell war gestern. Es ist reduktionistisch, dualistisch und von der Idee her zwar objektivistisch, aber letztlich wird es der Komplexität des Menschen nicht gerecht.« Schubert unterscheidet zwischen der biomedizinischen Akutmedizin, deren »sensationelle Erfolge« er nicht in Abrede stellt. Anders sieht es seiner Ansicht nach bei der Behandlung chronischer Krankheiten aus. Die Erkenntnis, dass eine solche Krankheit immer eingebettet in die psychische und soziale Realität des Kranken sei, bleibe bei der derzeitigen Ausbildung der Mediziner an den Universitäten weitgehend unberücksichtigt, kritisiert der Wissenschaftler. Es gehe nicht darum, Defekte zu reparieren, sondern darum, Zusammenhänge zu begreifen.

Seiner Ansicht nach tragen interdisziplinäre, unorthodoxe Forschungsansätze manchmal mehr zur Lösung hochkomplexer psychosomatischer Probleme bei als hochspezialisierte eindimensionale Forschungsansätze. Seine »integrative Einzelfallstudie« zum Thema Stressbewältigung liefert vielversprechende neue Ergebnisse zum komplexen Wechselspiel von Psyche und Immunsystem.

Bei dieser Untersuchung verzichtete Schubert – entgegen der üblichen Praxis – auf Vergleichsgruppen, sondern konzentrierte sich ausschließlich auf eine 26 Jahre alte, gesunde Testperson. Bei dieser jungen Frau nahmen die Wissenschaftler über den Zeitraum von zwei Monaten in 12-Stunden-Intervallen Urinproben, um den Cortisolspiegel zu messen. Das Beispiel zeigt exemplarisch, wie Körper und Geist zusammenspielen.

Cortisol (auch Hydrocortison genannt) ist ein in der Nebenniere gebildetes Hormon, das an vielen Stoffwechselvorgängen beteiligt ist. Unter anderem hat es Einfluss auf den Blutzuckerspiegel und den Fettstoffwechsel. Bei Stress wird vermehrt Cortisol freigesetzt. Dazu müssen wir wissen: Wenn wir Stress erleben, wird vom Körper ein stammesgeschichtlich sehr alter Prozess in Gang gesetzt, der uns in grauer Vorzeit half, bei drohender Gefahr (z.B. dem Angriff eines Säbelzahntigers) schnell in den Kampf- oder Fluchtmodus zu kommen. (Mehr zum Thema Stress können Sie in meinem 2012 erschienenen Buch *Erschöpfung und Depression. Wenn die Hormone verrücktspielen*[64] lesen. Darin geht es darum, wie Stress entsteht und welche Auswirkungen er auf unsere Gesundheit hat.)

Ist die akute Gefahr gebannt und der Stress wieder weg, muss der Körper in einer zweiten Phase beruhigt und wieder auf »Normalmodus« gebracht werden. Dabei kommt das Hormon Cortisol ins Spiel. Es dämpft die Erregung – der Puls wird langsamer, der Blutdruck sinkt, die Atmung beruhigt sich – und reduziert mögliche Entzündungsreaktionen; sollte in Phase eins Blut geflossen sein, ist der Körper dafür gerüstet. Allerdings: Über einen längeren Zeitraum immer wieder ausgeschüttet, dämpft Cortisol unsere Immunabwehr. Und genau das passiert bei chronischem Stress, so wie ihn heutzutage viele Menschen erleben: Durch das permanente Zuviel an Cortisol gerät unser Abwehrsystem aus dem Gleichgewicht.

Um Ihnen die Wirkungsweise genauer zu erklären: Unser Immunsystem verfügt über zwei verschiedene Abwehrmechanismen:

1. die zelluläre Abwehr, bestehend aus den sogenannten natürlichen Killerzellen (NK-Zellen), die Viren und Krebszellen bekämpft;
2. die humorale Abwehr, die sich gegen Bakterien richtet, die durch Wunden und Verletzungen in den Organismus eindringen.

Eine Überproduktion an Cortisol verschiebt das Gleichgewicht dieser beiden Komponenten: Die zelluläre Abwehr gegen Viren und Krebszellen wird geschwächt, die humorale verstärkt. Bei meinen Patienten messe ich deshalb auch immer das Hormonprofil inklusive des Cortisols, um die Abwehrlage zu bestimmen. Diesen sehr aufschlussreichen Test, der auch Ihren Stresspegel beleuchtet – und den Sie auch zu Hause durchführen können, weil das Labor dafür nur eine Speichelprobe benötigt –, können Sie bei Interesse anfordern (die Bezugsadresse finden Sie im Anhang).

Durch dauerhaften Stress werden wir anfälliger für Virusinfektionen wie Grippe oder Herpes. Gleichzeitig wird die Produktion von Antikörpern hochgefahren. Chronischer Stress erhöht unser Risiko, an Krebs zu erkranken, und macht uns anfälliger für Allergien, Hauterkrankungen wie etwa Neurodermitis sowie Autoimmunerkrankungen wie zum Beispiel Rheuma.

Eine steigende Stressbelastung durch Beruf, Umweltfaktoren, das alltägliche Leben führt weltweit zu einer extremen Zunahme von Allergien. Viele davon werden schon vor der Geburt angelegt – indem stressbelastete Mütter ihr Cortisol an den Fötus weitergeben und damit dessen Immunsystem schwächen. Auch eine belastende Kindheit hat Auswirkungen. So können traumatische Erfahrungen im Kindesalter die Ursache für rheumatische Erkrankungen bei Erwachsenen sein.[65]

Neben den Cortisolwerten maßen die Innsbrucker Forscher im Team von Professor Schubert im Urin ihrer Probandin auch den Neopterinspiegel, einen Signal-Botenstoff im Körper, der den Aktivierungsgrad des Immunsystems kennzeichnet.

Während der 63-tägigen Untersuchungsphase füllte die Testperson einen komplexen Fragebogen zu ihrem Tagesablauf, ihrem emotionalen Erleben und einer Reihe weiterer Variablen ihrer Alltagsroutine aus. Einmal in der Woche interviewten die Wissenschaftler die junge Frau ausführlich, um emotional positiv und negativ besetzte Ereignisse ihres Alltags genauer unter die Lupe zu nehmen.

Die von ihr als relevant eingestuften Ereignisse wurden dann in eine Zeitleiste eingetragen – ebenso wie die Ergebnisse der Urinproben. Am Ende wurden beide verglichen und in Zusammenhang gebracht. »Auf diese Art und Weise können wir positive und negative psychophysiologische Korrelationen über die Zeit ermitteln«, erklärt Schubert diesen interdisziplinären Ansatz.

Die Ergebnisse dieser Einzelfallstudie lassen die Reaktionen des Immunsystems bei Stress in einem neuen Licht erscheinen. Die Auswertungen ergaben, dass persönlich relevante Ereignisse zu zyklisch auftretenden Veränderungen sowohl im Cortisol- als auch im Neopterinspiegel des Urins führen. So fällt etwa der Cortisolspiegel 12 bis 24 Stunden nach einem auslösenden Stressmoment zunächst ab, steigt dann aber 72 bis 84 Stunden später wieder an. Dazu Professor Schubert: »Unsere Forschungsarbeit zeigt, dass die Veränderungen im Urin mit einer wesentlich größeren Zeitverzögerung auftreten als bisher angenommen und dass sie in biphasischen und nicht monophasischen Reaktionsmustern ablaufen. Unsere Ergebnisse unterscheiden sich daher wesentlich von den bisherigen Erkenntnissen konventioneller Studien.«

Die genauen Wechselwirkungen sind erst wenig erforscht. Betrachtet man nur die biochemischen Vorgänge einer einzelnen Zelle, so wird deutlich, wie komplex die Einwirkungsmöglichkeiten sind. Immunzellen haben nicht nur Rezeptoren für Entzündungssignale. Sie haben auch Andockstellen für Hormone und Neurotransmitter. Das bedeutet, dass unser Nervensystem über Botenstoffe auf das Immunsystem einwirken kann – und umgekehrt: Das Immunsystem kann dem Gehirn über Botenstoffe eine Erkrankung mitteilen. Der Organismus schaltet dann um auf ein Schonverhalten, das sich in Appetitlosigkeit, Niedergeschlagenheit und dem Rückzug von der Welt zeigt.

Das Immunsystem als Ganzes, die Wechselwirkung von sozialen, psychischen und körperlichen Faktoren, lässt sich jedoch nicht als einfachen Prozess von Ursache und Wirkung beschreiben. Es ist ein komplexes Zusammenspiel, das zu einer neuen, nicht vorhersehbaren Qualität führt. Einer Qualität, die den Rahmen der Schulmedizin, wie wir sie bisher verstanden haben, sprengt.

Erfolgreiche Stressbewältigung stimuliert unsere Krebsabwehr

Mit der Bewältigung von Stress können wir dafür sorgen, dass unser Immunsystem stark bleibt. Und damit auch Krebs in Schach hält. Denn: Unsere Psyche spielt eine ganz entscheidende Rolle bei der Bekämpfung von Tumoren.

An der Universität des amerikanischen Bundesstaats Pennsylvania erbrachte das Team von Professor Martin Seligman den Beweis dafür, dass eine erfolgreiche Stressbewältigung die Krebsabwehr sogar stimuliert.[66] Die Forscher infizierten Laborratten mit Tumorzellen und teilten die Tiere in drei Gruppen. Die erste Gruppe überließ man sich selbst. Der zweiten Gruppe verabreichten die Wissenschaftler in unregelmäßigen Abständen Elektroschocks. Der dritten – und entscheidenden – Gruppe verabreichten die Wissenschaftler ebenfalls Elektroschocks. Allerdings konnten diese Ratten einen Schalter in ihrem Käfig betätigen, der das Auslösen weiterer Elektroschocks blockierte (Wissenschaftler kommen manchmal auf seltsame Ideen ...). Die Tiere erhielten damit die Möglichkeit, sich in einem gewissen Umfang gegen den stressauslösenden Schmerzreiz zu wehren.

Die Ergebnisse waren höchst aussagekräftig: Bei der unbehandelten ersten Gruppe lag die Todesrate erwartungsgemäß sehr hoch: 54 Prozent dieser Tiere starben nach einem Monat. Bei den mit Elektroschocks in Stress versetzten Ratten lebten nach vier Wochen nur noch 23 Prozent der Tiere. Dagegen überlebten in der dritten Gruppe, die sich gegen den Stress erfolgreich zur Wehr setzen konnten, ganze 63 Prozent der Tiere. Das sind mehr als doppelt so viele Ratten wie in der Gruppe derer, die dem Stress hilflos ausgeliefert waren.

Das bedeutet: Stress gibt einem sowieso schon angeschlagenen Immunsystem den Rest. Überraschend – und ermutigend zugleich – war jedoch die Erkenntnis, dass diese Ratten resistenter waren als jene erkrankten Tiere, die die Forscher völlig in Ruhe und sich selbst überlassen hatten. Somit ist das Experiment ein starkes Indiz für eine Fähigkeit, die in der Psychologie als Selbstwirksamkeit bezeichnet wird und die einem hilft, sich erfolgreich gegen äußere Stressoren zu behaupten. Diese Erfahrung, seinem Schicksal nicht hilflos ausgeliefert zu sein, verleiht also auch dem Immunsystem Kraft. Und zeigt: Nicht der Stress allein begünstigt das Wachstum von Tumoren. Entscheidender ist vielmehr die Art und Weise, wie man mit ihm umgeht.

Darum ist es auch so wichtig, als Arzt Hoffnung zu geben. Wenn man dagegen seinem Patienten bei der Krebsdiagnose rein sachlich-wissenschaftlich mitteilt: »Die 5-Jahres-Überlebensrate für Ihre Krebsart beträgt 2 Prozent«, dann bricht in diesem Augenblick das Immunsystem des Patienten zusammen, und er wird wahrscheinlich zu den 98 Prozent gehören, die dem Krebs erliegen. Gerade in großen Kliniken, wo solche Diagnosen häufig gestellt werden, gehen die oft überforderten Ärzte nicht selten emotionslos und völlig ohne Empathie ans Werk. Ich kann mich gut an einen Kollegen aus meiner Nürnberger Klinikzeit erinnern. Wenn er Visite machte, haben anschließend über die Hälfte der Patienten auf der Station geweint. Auch sonst war er auf sozialer und emotionaler Ebene eine absolute Null. Solche Menschen hätten besser Maschinenbau studiert. Das geht auch ohne Mitgefühl.

Leider werden Mediziner während des Studiums nicht ausreichend in Gesprächsführung ausgebildet. Hier kommt es allein auf deren persönliche Herzensbildung an. Wie sensibel können sie sich in den Patienten einfühlen? Muss man gleich mit der Tür ins Haus fallen, oder kann man warten, bis der Patient nach den ersten Andeutungen selbst nachfragt? Und ein Hoffnungsschimmer muss immer erhalten bleiben. Dass man auch mit einer statistischen Überlebenschance von nur 2 Prozent noch lange wunderbar sein Leben genießen kann, das werden wir später noch sehen.

Grundsätzlich könnte man angesichts eines auftretenden Problems erst einmal den ungünstigsten Ausgang annehmen. (Meist kommt es ja ohnehin anders, als man denkt.) Wenn man diesen ungünstigsten Ausgang akzeptiert – im Falle einer Krebserkrankung also den Tod –, ist schon viel von dem Schrecken verloren, und es kann eigentlich nur noch besser werden.

Besonders beeindruckt hat mich hier die Aussage Albert Einsteins, der im Ersten Weltkrieg durch ein Leberleiden stark geschwächt in Berlin darniederlag. Seine Besucher wunderten sich über seine stets gleichbleibende Heiterkeit und Gemütsruhe trotz schwerer Krankheit. Die Frau des Physikers Max Born fragte ihn einmal, ob er denn keine Angst vor dem Tod empfinde? Einstein antwortete: »Warum? Ich fühle mich so solidarisch mit allen Lebenden, dass es mir einerlei ist, wo der Einzelne anfängt und wo er aufhört.«

Jahre später, schon längst wieder genesen, gestand Einstein im amerikanischen Princeton, wo er ab 1935 bis zu seinem Tod an der Universität lehrte und forschte: »Gewiss, das Leben ist eine aufregende Angelegenheit. Ich genieße es. Es kann wunderbar sein. Aber wenn ich wüsste, dass ich in drei Tagen sterben müsste, wäre ich wenig davon beeindruckt und würde mir keine düsteren Gedanken machen. Ich würde mir überlegen, wie ich diese drei letzten Tage am besten verwerten könnte, meine Papiere ordnen und mich friedlich niederlegen.«

Viele Menschen begleitet die Angst vor dem Tod ein Leben lang. Mit Einsteins Einstellung ist die Angst davor aber gebannt. Wer lernt, Lösungen zu finden, und die Erfahrung macht, dass er an seiner Situation etwas verändern kann, hat mehr Abwehrkräfte als jemand, der überhaupt keinem Stress ausgesetzt ist.

(Übrigens, als sich Einstein dann im Jahr 1955 wegen eines schmerzhaften, aber eigentlich harmlosen Gallenblasenleidens in das Krankenhaus von Princeton begab, wusste er nicht, dass ihm noch genau drei Tage blieben. Doch er konnte sie nicht mehr nutzen, um seine Papiere zu ordnen. Der Tod kam überraschend, durch einen Riss in der Aorta (Aneurysma) mit starkem Blutverlust. Wieder einmal kam es anders als gedacht.)

Um es noch einmal kurz zusammenzufassen: Nichts ist so tödlich wie die Erfahrung von Ohnmacht. Aus diesem Grund ist auch ein Placebo – sprich die Hoffnung – unglaublich wirkungsvoll.

Der Placebo-Effekt

Eines der überzeugendsten und bekanntesten Indizien für die Wirksamkeit biopsychosozialer Faktoren bei der Heilung von Krankheiten ist der sogenannte Placebo-Effekt. Unzählige Experimente haben bestätigt, dass ein sogenanntes Placebo, also ein biochemisch wirkungsloser Platzhalter, dieselbe Wirkung zeigen kann wie ein Medikament mit echten Wirkstoffen.

Menschen, die in sogenannten Blindversuchen (das sind Versuche, bei denen weder Arzt noch Patient wissen, ob das verabreichte Medikament den echten Wirkstoff enthält oder nicht) statt einer bewährten Arznei eine Zuckertablette einnehmen und zugleich davon überzeugt sind, sie erhielten »richtige« Medizin, zeigen dieselben körperlichen Reaktionen wie Patienten, die eine hochwirksame Medizin schluckten. Offenbar macht es für die Nervenbahnen keinen Unterschied. Die Macht der Suggestion allein wirkt bereits heilsam. Noch besser wirken Placebos, wenn sowohl Arzt als auch Patient glauben, dass es sich um eine Tablette mit Wirkstoff handelt.

Mit dem Wort Placebo (lateinisch: »ich werde gefallen«) beginnt in der römisch-katholischen Liturgie die Andacht für die Seele eines Verstorbenen. Der Text bezieht sich auf das Bemühen des Menschen, seinem Gott zu gefallen, ein »gottgefälliges« Leben zu führen.

Lange Zeit glaubte man, dass der Placebo-Effekt nur bei rein seelischen, also »eingebildeten« Krankheiten wirksam sei. Inzwischen wissen wir es besser: Auch bei zahlreichen körperlichen Erkrankungen geht es Patienten nach der Einnahme eines pharmakologisch unwirksamen Scheinpräparats deutlich besser. Aber auch die Zuwendung des Arztes und ein freundliches Umfeld der Behandlung lösen vorteilhafte Reaktionen im Körper aus: ein deutlicher Hinweis darauf, wie verwoben körperliche und seelische Prozesse miteinander sind. Und wie stark die Macht der Zuversicht ist.

Die Entdeckung des Placebo-Effekts reicht zurück in die frühen 50er-Jahre des 20. Jahrhunderts: In einer viel zitierten Studie kam Henry K. Beecher (1904–1976) von der renommierten Harvard Medical School zu der Ansicht, Placebos verschafften etwa 30 bis 40 Prozent der Patienten bei diversen Krankheiten wie Bluthochdruck, Asthma, Bronchitis und chronischen Schmerzen Erleichterung. Inzwischen lassen sich sogar noch höhere Erfolgsquoten feststellen.

Ein paar Jahre nach Beechers Entdeckung fand sein Kollege Edmund G. Diamond von der Universität in Kansas heraus, dass nicht nur Scheinmedikamente, sondern auch Scheinoperationen wirksam sein können. In seiner spektakulären Doppelblindstudie wurden 13 an Angina pectoris erkrankte Patienten regulär operiert. Fünf weitere Patienten mit dieser Erkrankung kamen nur zum Schein unter das Messer. Keiner der Kranken wusste, zu welcher Gruppe er gehörte, denn alle erwachten aus der Narkose mit einer frisch verbundenen Schnittwunde.

Das Ergebnis war verblüffend: Von den tatsächlich Operierten verspürten zehn Patienten (und damit 76 Prozent) eine Linderung ihrer Herzbeschwerden, in der Gruppe der nur scheinbar Operierten alle fünf Patienten – und damit 100 Prozent.[67]

Der Professor für Psychiatrie und Verhaltensforschung Walter A. Brown forscht an der Medizinischen Fakultät der Brown-Universität in Providence, Rhode Island. Er beschäftigt sich seit den 1970er-Jahren intensiv mit Neuropsychopharmakologie und wies schon früh darauf hin, wie wichtig das ärztliche Umfeld und die ernsthafte Zuwendung des Arztes für die Heilung sind.

»Bemerkenswerterweise scheinen Placebos am zuverlässigsten bei Leiden zu helfen, auf deren Symptome sich Stress direkt auswirkt. Dies gilt nicht nur für bestimmte Formen von Depressionen und für Angstzustände, bei denen die Krankheit selbst aus Stresszuständen besteht, sondern auch für gewisse andere Beschwerden, die sich bei Belastung und Aufregung verschlechtern, wie Schmerzen, Asthma und mäßig erhöhter Blutdruck. Da könnte die Wirkung von Placebos zumindest zeitweise daher rühren, dass sich die Besorgnis um die Erkrankung mindert«, schreibt er im Magazin *Spektrum der Wissenschaft* und fügt hinzu: »Nachweislich beeinträchtigen sowohl bei Tieren als auch beim Menschen Stresssituationen das Immunsystem … So erhöht sich bei Belastung unter anderem der Cortisolspiegel im Blut, und infolge davon sinkt die Abwehrkraft.«

Sie haben nun erfahren, wie eng Körper und Geist, Stress (und unser Umgang damit), Hormonsystem und Abwehrkräfte miteinander verknüpft sind und sich gegenseitig beeinflussen und welche Wirkmacht der Placebo-Effekt hat. Im Folgenden möchte ich Ihnen beschreiben, wie Sie diese Erkenntnisse im Alltag anwenden können – um gesund zu werden und es zu bleiben.

Das richtige Stressmanagement

Wer sich dem Stress gegenüber ohnmächtig fühlt, bei dem ist ein zu hoher Cortisolspiegel vorprogrammiert. Wichtig ist, in solchen Situationen zu prüfen: Welche Maßnahmen kann ich ergreifen, um das zu ändern? Dazu gilt es sich zu fragen: Woher rührt dieses Gefühl des Überfordertseins? Nur wenn ich meinen Stress und die Dynamik dahinter durchschaue, kann ich Lösungen finden, um ihn zu reduzieren bzw. zu vermeiden, und mich wieder als Gestalter meines Lebens fühlen. Und nicht als wehrloses Opfer, als Spielball der Kräfte. Daher überlegen Sie:

- Woher rührt mein Stress?
- Was macht ihn aus?
- Was sind Stressoren für mich?
  Das kann Ihre Hilflosigkeit gegenüber der Erkrankung sein oder dass Sie sich überlastet fühlen, ob an Ihrer Arbeitsstelle, durch die Verantwortung im Leben (Firma, Kinder, Job als Alleinversorger) oder durch eine komplizierte Beziehung, sei es zu Ihrem Partner, Ihren Eltern oder einem Mitarbeiter.

Eine solche Bestandsaufnahme hilft, Ihren Stress dingfest zu machen, um anschließend Maßnahmen zu entwickeln, diesem Feind Ihres Immunsystems Einhalt zu gebieten. Etwa indem Sie Ihren eigenen Anspruch hinterfragen und gegebenenfalls Ihre Erwartungen an sich selbst ein wenig herunterschrauben. Müssen Sie im Job immer perfekte Leistung bringen? Muss abends immer warm gekocht werden? Muss die Wohnung immer tipptopp sein? Muss immer Harmonie zwischen Ihnen und anderen sein? Oder gehören im Leben nicht auch Konflikte dazu ... Der folgende Test kann Ihnen helfen, Prioritäten zu setzen.

Test: Prioritäten setzen

Nehmen Sie sich Stift und Papier und ein paar Minuten Zeit. Setzen Sie sich an einen Ort, an dem Sie ungestört sind.

Nun schreiben Sie auf, was Ihnen wichtig ist. Beispielsweise: Erstens Partner und Familie, zweitens Beruf, drittens Geld, viertens Freunde – oder auch ganz anders, so wie es für Sie richtig ist.

Anhand dieser Liste können Sie nun sehr genau ablesen, auf welchen Werten Ihr Leben fußt – und können diese auch hinterfragen: Etwa ob Sie sich und Ihr restliches Leben wirklich von dem Wunsch, Geld zu verdienen, als möglicher Nummer eins auf der Liste bestimmen lassen wollen. Oder ob nicht doch andere Dinge wichtiger wären? Natürlich ist nichts falsch daran, viel Geld zu verdienen – doch wer diesen Wert an erster Stelle seiner Prioritätenliste hat, wird nicht glücklich werden, weiß Sinn-Experte Christoph Schlick. Das liegt daran, dass Geld und Beruf seiner Meinung nach in die Kategorie »Schaffens-Werte« fallen, und die kann man jederzeit verlieren. Er plädiert dagegen, als Vertreter der Gedanken Viktor Frankls, dafür, »Erlebnis-Werten« – also schönen Erlebnissen – mehr Raum zu geben, weil gerade sie uns stärken und glücklich machen.[68]

Vielleicht hilft Ihnen dieser Hinweis, Ihre Lebensziele zu überdenken und eventuell neu zu gewichten, indem Sie sich fragen: Was will ich wirklich? Was ist mir wirklich,

wirklich wichtig? Und: Worauf kann ich verzichten? Damit gelingt es Ihnen auch, Ihren eingefleischten Denkmustern und inneren Antreibern näher zu kommen. Etwa indem Sie Ihr Kopfkino genauer unter die Lupe nehmen und prüfen: Was denke ich denn so den lieben, langen Tag? Schreiben Sie Ihre Gedanken auf und fragen Sie sich: Sind diese realistisch? Entsprechen sie der Wahrheit?

Gut ist, diese Bestandsaufnahme auch einmal mit einem Coach zu machen. Er hat als neutraler Beobachter noch einmal einen anderen Blick auf Sie. So kann er auch Ihre blinden Flecken erkennen und Ihnen Maßnahmen zeigen, die Ihnen helfen, Stress ein Stück weit zu verhindern. Etwa indem Sie lernen, selbstfürsorglicher in Ihren Anforderungen an sich selbst zu werden, Tagespläne und To-do-Listen nach Dringlichkeit zu erstellen, bei denen Sie nur noch 60 Prozent Ihrer Zeit fest verplanen, Ihre Meinung und ganz klar auch einmal Nein zu sagen, das Smartphone bewusst ein paar Stunden am Tag auszuschalten und sich regelmäßig Pausen zu gönnen ... gerade wenn viel los ist. In der Zeit können Sie zum Beispiel um den Block laufen, Sport treiben oder zur Massage gehen. Wichtig ist auch, abends keinen Freizeitstress aufkommen zu lassen: Besser Mut zur Lücke und Social-Media-Detox, als sich hier auch noch mal auszupowern. Fragen Sie sich: Was tut mir gut? Auf die Antwort sollten nicht nur, aber vor allem Krebspatienten sehr gut hören.

Eine wichtige Frage: Was tut mir gut?

Der bekannte Psychoonkologe Oskar Carl Simonton (1942–2009), der mehrere Krebszentren in den USA, Deutschland, Japan, Italien und den Niederlanden gründete, hat die sogenannte Simonton-Methode entwickelt. Sie soll Krebspatienten helfen, selbst Einfluss auf ihren Genesungsprozess zu nehmen: indem sie um diese ihre Chance wissen und sie nutzen wollen. »Auch wenn ich noch nicht weiß, wie ich es mache, stärke ich meine Absicht«, heißt es etwa in der Präambel des Selbsthilfe-Programms. Was nichts anderes bedeutet, als dass ich mir vertraue, es zu schaffen, und an mich glaube!

Dieses Ja zur Selbsthilfe, das vor allem daran arbeitet, die eigenen Bedürfnisse (wieder) in den Mittelpunkt der Wahrnehmung zu rücken, beginnt mit der Formel: »Ich will lernen, zunächst mich selbst und meine Bedürfnisse zu spüren, dann die Erwartungen der anderen, und erst im dritten Schritt entscheiden, wie ich mit beidem umgehen möchte.«

Dazu ist es ganz wichtig, so Simonton, sich Zeit mit sich selbst einzuräumen. Um den Aktivitäten nachzugehen, die einem helfen, sich gut zu fühlen. Es geht also darum – wie schon mehrfach in diesem Buch anklang –, sich wichtig zu nehmen, um nach und nach eine Selbstwirksamkeit aufzubauen, die einem das Gefühl gibt: Ich habe mich und mein Leben im Griff, weiß, was zu tun ist, auch wenn es mir mal nicht so gut geht.

Wer sich als selbstwirksam empfindet, ist der Überzeugung, dass er das, was er tun will, auch hinbekommt. Er besitzt Vertrauen in sich selbst und glaubt an seine Fähigkeit, ein gutes Ende selbst herbeiführen und entsprechende Lösungen finden zu können. Dass diese Einstellung eine sehr heilsame Wirkung hat, bestätigte auch der amerikanische Medizinsoziologe Aaron Antonovsky (1923–1994). Er fand heraus: Je ausgeprägter ein Mensch davon überzeugt ist, sein Leben zu verstehen und Anforderungen erfolgreich zu begegnen, umso stabiler ist seine Gesundheit. Das belegte er unter anderem anhand einer Studie mit Aids-Kranken. Patienten mit einer hohen Selbstwirksamkeit wiesen eine geringere Konzentration von HI-Viren im Blut auf, eine weniger starke Ausprägung der Aids-Symptome und eine geringere Sterblichkeitsrate als Erkrankte, die nicht so sehr daran glaubten, selbstgesetzte Ziele im Leben erreichen zu können.[69]

So ein Ziel kann die Selbstheilung einer schweren Erkrankung wie Krebs sein – was immer wieder vorkommt. Auch bei Fällen, die als austherapiert gelten, bewirken die Patienten selbst ihre Heilung. Ein erfahrener Arzt kann sie anfangs an die Hand nehmen, doch den Weg müssen sie selbst gehen. Im Endeffekt ist jede Heilung eine Selbstheilung. Ausschlaggebend sind nicht Medikamente, nicht Operationen oder Bestrahlungen. Der Krebsmediziner Gerd Nagel, Professor in Göttingen und Freiburg im Breisgau, Präsident der Deutschen Krebsgesellschaft und Vorsitzender des Deutschen Krebsforschungszentrums, spricht in diesen Fällen vom »inneren Arzt«. In seinem Praxisalltag hat der Onkologe einige solcher Selbstheilungen in Form unerwarteter Rückbildungen von Tumoren und Metastasen erlebt.

Als einer der Vorreiter einer neuen Onkologie engagiert sich der Experte deshalb schon seit Langem für eine andere, am Patienten orientierte Krebsmedizin. Früher, so sagte er unlängst in dem Gesundheitsmagazin der Schweizer *NZZ*, hätten die Ärzte ihren Patienten nach der Diagnose Krebs geraten: »Gehen Sie nach Hause und machen Sie weiter wie bisher.«[70] Heute dagegen stellen Patienten die Frage: »Was kann ich selbst für mich und meine Heilung tun?« Und da gibt es einiges. Und ganz klar ist: Menschen können allein mithilfe ihrer Gedanken und Einstellungen eine Menge bewirken.

Selbstverantwortliches Verhalten

Sich selbstverantwortlich zu verhalten, heißt nichts anderes, als sich Gutes zu tun und sich gegenüber Dingen, die einem zu viel werden, die einen stören oder einem gar schaden, abzugrenzen und Lösungen zu finden, sie anders zu machen.

Dazu braucht es als Erstes die Fähigkeit, sich und seine Bedürfnisse wahrzunehmen und zu erkennen: Was tut mir gut? Was macht mir Freude? Am besten sammeln Sie alles, was Ihnen Spaß macht und guttut, in einer Liste, die Sie eine Woche lang immer wieder ergänzen. Sie werden staunen, was Ihnen da alles Schönes, möglicherweise lange Verschüttetes einfällt. Im Trubel des Alltags, der Verantwortung und der ewigen To-dos geraten ehemalige Kraft- und Freudenquellen gerne mal in Vergessenheit. Vielleicht nehmen Sie diese Ideensammlung zum Anlass, auch mal mit Ihrem Partner oder Ihrer Partnerin zusammen nachzudenken, was Ihnen Freude machen könnte, oder Sie schürfen in den Erinnerungen an Ihre Kindheit.

Steht Ihre Highlight-Sammlung, sollten Sie sich angewöhnen, jeden Tag einen der Glanzpunkte von Ihrer Liste in Ihr Leben einzubauen. Und diesen als genauso wichtig und relevant zu erachten wie beispielsweise einen geschäftlichen Termin oder eine familiäre Verpflichtung. Und: Freude ist gerade für den Genesungsprozess von unschätzbarer Kraft, weil sie Stress tilgt und ein positives Lebensgefühl bewirkt. Das stärkt das Immunsystem und lässt es wieder in die gesunde Balance zwischen zellulärer und humoraler Abwehr kommen. Mehr zu diesem Thema finden Sie auf Seite 172, »Humor und Lachen stärken das Immunsystem«.

Ein weiterer Punkt, mit dem Sie Ihr Immunsystem stärken und Ihre Selbstheilungskräfte und damit die Wirksamkeit der Behandlung ankurbeln können, ist die Imagination. Sie nimmt auch im Simonton-Antikrebsprogramm einen hohen Stellenwert ein. Daher: Stellen Sie sich vor, wie Sie und die Welt um Sie herum aussehen, wenn Sie gesund sind. Am besten in den schönsten und buntesten Farben und intensivsten Bildern: So eine positive Imagination hat Auswirkungen – nicht nur auf Ihre Stimmung, sondern auch auf Ihren Genesungsprozess. Und: Entwickeln Sie eine Zukunftsperspektive, malen Sie sich aus, wo Sie in fünf Jahren sein wollen. Das hat eine unglaubliche Kraft!

Unvergessen ist mir hier der Fall eines neunjährigen Jungen mit einem inoperablen Hirntumor. Zusammen mit einem Therapeuten (wohlgemerkt: kein Mediziner) entwickelte er ein Spiel, in dem der Junge gedanklich mehrmals täglich als Commander in einem Miniatur-Raumschiff wie bei Jules Vernes unglaublicher Reise durch den eigenen Körper patrouillierte und mit seiner Bordkanone eine Krebszelle nach der anderen abschoss, die ihm ins Visier kam. Dieses imaginäre »Ballerspiel« war so effektiv, dass der Tumor immer kleiner wurde und schließlich laut Kontroll-Computertomografie komplett verschwunden war. Finden Sie Ihren eigenen Weg, Ihr Immunsystem zur Heilung zu überreden. Natürlich würde kein »seriöser« Wissenschaftler oder Mediziner so vorgehen. Aber lieber werden wir doch unwissenschaftlich gesund, als dass wir wissenschaftlich krank bleiben.

Versuchen Sie herauszufinden, was Ihren eigenen Gesundungsprozess unterstützt, und bauen Sie solche hilfreichen Maßnahmen in Ihren Tagesablauf ein. Das kann eine Massage, ein gutes Essen, eine Entspannungstechnik oder ein regelmäßiger Spaziergang in der Natur sein. Welche Möglichkeiten – gerade auch um Stress abzubauen – es da gibt, dazu ab Seite 177 mehr.

Inneren Frieden zu finden, gehört ebenfalls zu einer guten Mentalhygiene dazu. Das bedeutet: sich mit Menschen auszusöhnen, die einen verletzt haben und denen wir gram sind. Und auch mit dem Thema Tod und Sterben. Warum? Weil Aussöhnung für mehr Ruhe in Ihrem System sorgt. Und das hilft Ihnen zu heilen und stoppt negative Energien und Grübelschleifen.

Achtsam sein für die Botschaften des Körpers

Sie haben eben sehr viel erfahren, was Sie konkret tun können, um Ihr Immunsystem und Ihren Heilungserfolg mental zu unterstützen. Jetzt geht es darum, ein Gefühl dafür zu bekommen, was genau im gegenwärtigen Moment in Ihrem Körper vor sich geht, und Sie anzuregen, sich stärker darauf einzulassen. Dazu möchte ich Sie im Folgenden inspirieren. Denn wenn Sie einmal darüber nachdenken: Ist es nicht erstaunlich, wie viele Ihrer Gedanken sich mit Ereignissen befassen, die entweder in der Zukunft oder in der Vergangenheit liegen? Und wie wenig Sie tatsächlich im Augenblick leben?

Unser Gedankenkarussell ist unermüdlich in Bewegung. Wir überlegen, was wir zum Essen einkaufen wollen, ob wir am Wochenende die neue, hoch gehypte Kunstausstellung besuchen oder doch lieber einen Familienausflug in die Berge machen sollen. Wir schmieden Pläne für den nächsten Urlaub und zerbrechen uns den Kopf darüber, welche To-do-Listen vorher unbedingt noch abgearbeitet werden müssen. Wir grübeln über vergangene Fehler nach, verzetteln uns in verklärenden oder verbitterten Rückblicken und hadern mit uns selbst, wenn wir mal wieder ein zu eng gestecktes Ziel nicht erreicht haben oder wenn uns etwas danebengegangen ist.

Unsere Gedanken geben selten Ruhe. Meistens hüpfen sie wie aufgeregte Äffchen rastlos schnatternd von Ast zu Ast. Nur selten sind wir wirklich mit unserer Konzentration im Hier und Jetzt: in der Gegenwart, in unserem Körper, bei unserem Gegenüber.

Achtsamkeit ist eines der wichtigsten Elemente des Buddhismus. Sie ist das Ziel und der Weg der Meditation. Beim Meditieren versuchen wir, uns von der Vorherrschaft unserer Gedanken zu lösen, um einen Zustand vorurteilsfreier Präsenz zu erlangen, einen Zustand vollkommener, wacher Entspanntheit. In diesen Momenten befinden wir uns ausschließlich im Hier und Jetzt. Wir schauen uns an, was sich in unserem Körper, Geist und Gefühlsbereich abspielt, registrieren es, ohne es zu bewerten oder ändern zu wollen.

Man muss gar nicht unbedingt Erleuchtung anstreben und sich dabei die Beine im Lotossitz verknoten, um in diesen entspannten und gelassenen Zustand der Wachheit und Klarheit zu kommen. Achtsamkeit kann man auch im Alltag praktizieren. Während wir Geschirr abspülen, auf die U-Bahn warten oder uns unter der Dusche die Haare waschen: Überall und jederzeit ist es möglich, in dem, was wir tun, vollkommen präsent und konzentriert im Augenblick zu sein. Wären wir in jedem Moment unseres Lebens achtsam und vollkommen bei uns, würden wir nie mehr ohne unseren Hausschlüssel die Wohnung verlassen oder das Portemonnaie verlegen – oder in Stress geraten, ohne zu wissen, warum und wieso.

Natürlich funktioniert das nicht ohne Übung von jetzt auf gleich und nicht in jeder Situation. Doch keine Sorge. Mit etwas gutem Willen und Geduld können Sie sehr weit kommen. Und wie heißt es doch so schön? Der Weg ist das Ziel.

In unserer hoch digitalisierten Multitasking-Gesellschaft sind viele sehr gefordert. Oftmals regelrecht überfordert. Wir sehnen uns nach Ruhe und Gelassenheit und wissen nicht so recht, wie wir dies erreichen können. Doch ohne Übung und bewusste Auszeiten ist der tiefe, innere Frieden, den wir uns alle so wünschen, nicht zu erreichen.

Der Buddhismus basiert auf der Grundannahme, dass alle Lebewesen auf der Erde und im Universum miteinander verbunden sind. Keiner existiert isoliert und völlig unabhängig vom anderen. Wir alle sind Teil eines großen Ganzen: Menschen, Tiere, Pflanzen, Steine, Himmel und Sterne. Anders als im Alten Testament überliefert, sind wir Menschen der Natur und unseren Mitlebewesen keineswegs überlegen, wir haben keinen Grund und schon gar keinen göttlichen Auftrag, sie uns untertan zu machen. Denn wir sind ein Teil davon. Wir können nicht über sie herrschen, ohne uns selbst zu verletzen.

Im Buddhismus ist diese Einsicht verbunden mit Demut und Akzeptanz. So wie wir die Erde und alle unsere Mitgeschöpfe nicht bekämpfen, sollten wir uns auch nicht allzu sehr auf sie fixieren, sondern uns bewusst und voller Wertschätzung und Mitgefühl auf eine gemeinschaftliche Existenz mit ihnen einlassen.[71] Wenn wir dies verinnerlichen, haben wir die Chance, weicher, verantwortlicher, sanfter – und gesünder zu werden. Auch im Umgang mit unserem Körper, unserem Geist, unseren Gedanken und Emotionen. Wir erleben eine achtsame Wertschätzung uns selbst gegenüber mit all unseren Unzulänglichkeiten und Schwächen. Und finden dadurch zu einem heilsamen inneren Frieden.

Der tibetische Meditationsmeister Chögyam Trungpa betont immer wieder, dass uns die Praxis der Meditation nicht zu irgendwelchen esoterischen Erleuchtungsekstasen führt, sondern letztlich zu dem, was in uns ist – frei von Wunschvorstellungen und Selbstverurteilungen. Meditation ist kein Weg der Manipulation, sondern ein Weg des Annehmens, um mithilfe von Achtsamkeit vor allem Gelassenheit und tiefe innere Ruhe zu finden.

Wer meine Praxis kennt, der weiß, dass dort einige imposante Buddha-Statuen stehen. Nicht nur weil ich ein großer Bewunderer der thailändischen Kultur und deren freundlichen, stets lächelnden und zufriedenen Menschen bin. Die Statuen erinnern mich immer wieder daran, dass Buddhisten meist mit dem zufrieden sind, was gerade ist. Davon könnte sich so mancher in unserer westlichen Kultur eine Scheibe abschneiden.

Für Buddhisten sind deshalb Krankheit und Gesundheit auch keine absoluten Gegensätze, sondern gemeinsame Bestandteile eines organischen Prozesses.[72] In diesem Sinne wird auch Krankheit nicht isoliert betrachtet und auch nicht als etwas Schreckliches, von außen auf uns Einstürzendes. Trungpa Rinpoche, den auch viele Westler als erfrischenden geistigen Lehrmeister schätzen, plädiert dafür, Krankheiten als Botschaften anzunehmen und für sie die volle Verantwortung zu übernehmen.

»Häufig wird Krankheit auch als ein rein mechanisches Problem aufgefasst: Irgendwas ist nicht in Ordnung mit dem Motor, mit dem Körper. Doch damit wird das Wichtigste verfehlt. Nicht die Krankheit ist das große Problem, sondern die psychische Verfassung, die dahinter steht. Wir wären nämlich gar nicht erst krank geworden, hätte nicht unser Interesse, unsere Aufmerksamkeit irgendwo nachgelassen … Wir drücken uns offenbar generell vor der eigenen Verantwortung und nehmen lieber an, Krankheit sei etwas, das uns von außen her befällt. Wir verschlafen die Lücken, die sich in unserem scheinbar so festgefügten Leben auftun. Und in dieser Achtlosigkeit erreicht uns dann plötzlich die unüberhörbare Botschaft: Unser Körper fordert Aufmerksamkeit, er verlangt, dass wir achtgeben auf alles, was in unserem Leben vorgeht. Krankheit holt uns auf den Boden der Tatsachen zurück und lässt alle Dinge viel direkter und unmittelbarer werden.

Krankheit ist eine sehr direkte Aufforderung zu einer Haltung der Achtsamkeit: Wir sollten uns einfach mehr Aufmerksamkeit schenken. Nichts ist uns näher als unser eigener Geist und Körper.

Nur Sie wissen, wie Ihr Körper sich anfühlt. Niemand sonst kann das wissen. Deshalb existiert da eine natürliche Wachheit all das betreffend, was Ihnen guttut und was nicht. Sie können intelligent auf Ihren Körper reagieren und auf Ihre geistige Verfassung achten. Deshalb ist die Meditation eine effektive Methode, die Heilung zu unterstützen.

Bei der Meditation sind wir nicht darauf aus, etwas zu erreichen: Wir sind einfach da und nehmen unser Leben wahr. Wir verweilen in wacher Aufmerksamkeit und gewahren unseren Körper als einen hochsensiblen Mechanismus, der uns ständig etwas mitteilt. Haben wir zu viele Gelegenheiten verpasst, auf diese Botschaften wirklich einzugehen, dann sind wir krank. Der Körper zwingt uns, augenblicklich zur Achtsamkeit zurückzukehren. Es ist also sehr wichtig, die Krankheit nicht einfach nur loswerden zu wollen, sondern sie als Botschaft aufzunehmen.«

Einige dieser Sätze mögen sich radikal anhören und vielleicht sogar verstörend klingen. Doch wer hinhört, erkennt darin auch eine große Chance. Und der Neurologe Jon Kabat-Zinn meint in seinem Buch *Gesund durch Meditation. Das große Buch der Selbstheilung*: »Jede Aktivität, bei der man Achtsamkeit walten lässt, wird in gewisser Weise zur Meditation.« Das Entscheidende sei es, dabei im Körper zu sein, seinen Atem und seinen Körper wahrzunehmen. »Meditation ist weder eine mechanische Übung noch erfolgsorientiert. Vielmehr sollte man um der Meditation willen regelmäßig meditieren, das ist viel effektiver. Dann kann man den Blutdruck getrost sich selbst überlassen.«[73]

Innere Ruhe mit Yoga und Meditation

Eine gute Methode, ein Bewusstsein für sich zu entwickeln und dabei seine ureigenen Heilkräfte anzuzapfen, ist seinen Körper zu scannen. Dazu Jon Kabat-Zinn: »Dass der Körper unweigerlich der Vergänglichkeit unterliegt, ist eine Tatsache. Aber er scheint schneller zu altern und weniger schnell zu heilen, wenn man seine Signale ignoriert und sich nicht um ihn kümmert. Ob krank, verletzt oder gesund – die vordringliche Aufgabe sollte es sein, sich darin zu üben, im Körper zu sein sowie den Atem und die auftauchenden Empfindungen zu beobachten.«[74]

In Indien haben die Yogis eine Technik dazu entwickelt, die sie Yoga Nidra nennen, Schlafyoga. Es ist eine geleitete Meditation, die im Liegen stattfindet und verschiedene Formen des Body-Scans sowie Atemübungen und Fantasiereisen beinhaltet. Hier im Westen wird sie erst allmählich bekannt. Zu Beginn und am Ende der etwa halbstundigen Sitzung formuliert der Meditierende im Stillen für sich selbst ein sogenanntes »Resolve«

(abgeleitet von dem englischen Verb »to resolve«). Im Zusammenhang mit Yoga Nidra bedeutet Resolve so viel wie Vorsatz, mentales Ziel, Entscheidung und steht für etwas, das man erreichen möchte und dessen Erreichbarkeit man auch für möglich hält. Eine Autosuggestion also, die während der Meditation fest in den Zellen des Körpers verankert wird. Studien haben ergeben, dass sich der Körper während des etwa halbstündigen Schlafyogas zum Teil besser erholt als im normalen Nachtschlaf. Am besten machen Sie diese Übung unter Anleitung in einer Gruppe; Adressen finden Sie im Internet.

Wer wissen möchte, wie Meditieren funktioniert, hier eine kurze Anleitung für *die* Achtsamkeitsübung schlechthin. Viele denken, das wäre höchst kompliziert, dabei ist es sehr einfach. Und es wirkt, wie Gustav Dobos, Leiter der Klinik für Naturheilkunde und Integrative Medizin der Kliniken Essen-Mitte, im persönlichen Interview feststellt, »wie eine Beruhigungstablette ohne Nebenwirkungen«. Dobos ist ein Pionier der in den USA wesentlich stärker verbreiteten Mind-Body-Medizin. Dabei versucht man, mit Entspannungsmethoden wie Meditation, aber auch mit Sport und gesunder Ernährung schädliche Stressfaktoren zu minimieren und die Selbstheilungskräfte – auch bei Krebspatienten – zu aktivieren.

Selbst am Tumorzentrum der Technischen Universität München sind Meditation und Achtsamkeitstraining inzwischen ein fester Bestandteil der Onkologie. Dort werden zurzeit 320 Patientinnen mit Brust- und Gebärmutterkrebs behandelt. Mehr als die Hälfte, nämlich 58 Prozent, nutzen zusätzlich zur ihrer herkömmlichen Krebstherapie auch Angebote wie Meditation und Achtsamkeitstraining. Zwei Drittel der Patientinnen gaben an, dass sie Letztere als ebenso wichtig oder sogar noch wichtiger ansehen als die konventionellen Methoden. Knapp 80 Prozent bestätigten durch sie eine Verbesserung ihrer Lebensqualität.

Kurzanleitung: So geht Meditieren

› Suchen Sie sich einen Ort, an dem Sie in den nächsten 30 Minuten niemand stört: Ihr Schlafzimmer zum Beispiel, das Wohnzimmer … Günstig ist es, gleich morgens vor dem Frühstück zu meditieren, weil der Tag mit dieser Übung viel fokussierter beginnt.
› Der klassische Sitz ist der Lotossitz mit gekreuzten Beinen. Aber auch das Sitzen auf einem Stuhl oder das Liegen auf einem Bett ist in Ordnung. Wenn Sie sitzen, sollten Sie dies so aufrecht wie möglich tun.
› Jetzt falten Sie die Hände vor dem Bauch. Und zwar so, dass sich die Daumenspitzen berühren; die restlichen Finger sind leicht ineinander verschränkt.
› Lassen Sie Ihre Augen nur einen Spalt breit offen und fokussieren Sie sich auf Ihre Atmung. Sagen Sie sich beim Ein- und Ausatmen ein Mantra vor, etwa »Atmen«, »Stil-le« oder »Ein, aus«. Damit gelingt es Ihnen besser abzuschalten.
› Wehren Sie sich nicht, wenn Gedanken durch den Kopf geistern oder Sie Spannungen in Ihrem Körper spüren. Das ist normal. Nehmen Sie das wahr – und dann konzentrieren Sie sich wieder auf Ihre Atmung. Sollten Sie so von Gedanken, Gefühlen oder körperlichen Wahrnehmungen überflutet werden, dass Sie überhaupt keine Ruhe finden und das Ganze nur gezwungen und anstrengend ist, brechen Sie die Sitzung für dieses Mal ab und versuchen es ein andermal wieder. Gerade hier kann man nichts erzwingen.
› Stehen Sie nach einer Meditation nicht abrupt auf, selbst wenn Sie gestört werden. Lassen Sie sich etwas Zeit, um wieder in den Alltag zurückzukehren.

Übrigens – das kann ich aus meiner eigenen Praxis sagen: Selbst wenn es mir nicht jedes Mal gelingt, alle meine störenden Gedanken einfach vorbeiziehen zu lassen, ohne sie festzuhalten, so ist das normal und heißt nicht, dass Meditieren dann nichts bringt. Diese Technik hilft immer, Ordnung in sein Inneres zu bringen.

Für Geübte genügt es später, sich allein den wunderbar entspannten Zustand vorzustellen, den man bereits aus den vielen vorherigen Meditationen kennt – und schon stellt sich dieser von allein ein. Daher kann man als Fortgeschrittener das ganze »Vorspiel« überspringen.

Optimismus kann man lernen

Optimistisch sein: Wenn das nur immer so einfach wäre. Gerade in Krisenzeiten ist das harte Arbeit, keine Frage. Doch es lohnt sich, den Schalter umzulegen, weil eine optimistische Einstellung wie ein Gesundquell auf den Körper wirkt. Wie schnell wir in die Falle negativer Gedanken tappen und was sie anrichten, hat der österreichisch-amerikanische Kommunikationswissenschaftler und Sozialphilosoph Paul Watzlawick (1921–2007) bereits in den 1980er-Jahren in seinem Weltbestseller *Anleitung zum Unglücklichsein* sehr treffend beschrieben.[75] Seine zentrale These: Wir konstruieren uns unsere Wirklichkeit selbst. Und laufen dabei – wenn wir uns unseren Zweifeln und Ängsten hingeben – Gefahr, uns in einer hausgemachten Negativspirale zu verheddern. Das Problem dabei ist: Solange man in dieser Negativspirale drinsteckt, spürt man das selber leider zuletzt. Darum sind auch hier immer Achtsamkeit und Selbstreflexion angesagt.

Berühmt geworden ist Watzlawicks Beispiel von dem Mann und dem Hammer. Und das geht folgendermaßen: Ein Mann möchte ein Bild in seiner Wohnung aufhängen. Dabei stellt er fest, dass er zwar einen Nagel hat, aber keinen Hammer. Er überlegt sich, das fehlende Werkzeug bei seinem Nachbarn auszuleihen. Doch sogleich kommen ihm Zweifel. Was würde passieren, wenn der Nachbar ihm den Hammer nicht borgen würde? Schließlich hat der gestern im Treppenhaus schon so komisch geguckt. Na ja, sinniert der Mann erleichtert weiter, vielleicht stand der Nachbar ja unter Zeitdruck, und sein allzu flüchtiger Gruß war nicht persönlich gemeint. Ich probiere es jetzt einfach mal. Doch dann – er steht schon im Treppenhaus – beschleicht ihn ein neuer Zweifel. Was wäre, wenn der Nachbar tatsächlich etwas gegen ihn hat? Das wäre ja ungeheuerlich, denn ich habe ihm doch gar nichts getan, denkt er sich empört. Und weil er gerade so schön dabei ist, sich zu echauffieren, legt er in Gedanken noch einen drauf: Ich jedenfalls würde meinem Nachbarn sofort einen Hammer leihen! Wie kann man nur so hartherzig sein! Und so steigert sich der Mann immer weiter in seine Wut hinein. Schließlich stürmt er die Treppe hinauf und hämmert wutentbrannt an die Tür des Nachbarn: »Sie Rüpel«, schreit er grußlos, als dieser die Tür öffnet: »Behalten Sie doch einfach Ihren blöden Hammer!«

Wenn wir ehrlich sind, müssen wir zugeben, dass jeder von uns sich auch schon mal in ähnlichen Gedankenspiralen verheddert hat. Daher ist es so wichtig, immer wieder bewusst die Perspektive zu wechseln und uns mit unseren vorgefertigten Meinungen nicht selbst im Weg zu stehen. Denn: Eine grundsätzlich pessimistische Lebenshaltung (und damit das Gefühl der Hilflosigkeit) kann sogar zu ernsthaften Krankheiten führen: Der US-amerikanische Psychologe Martin Seligman und sein Forscherteam an der Universität von Pennsylvania konnten in Studien belegen, dass Pessimisten in schwierigen Situationen im Gegensatz zu Optimisten eher anfällig sind für Depressionen, dass sie weniger krankheitsresistent sind und zu hormonellen Störungen sowie zu einer geschwächten Immunabwehr neigen. In Studien mit Krebspatienten wurde deutlich, dass die ausgeprägten Pessimisten unter ihnen zuerst starben.

> Eine pessimistische Lebenseinstellung scheint für den Körper Gift zu sein. Dagegen deutet alles darauf hin, dass eine optimistische Lebenseinstellung das Gegenteil bewirken und dem Immunsystem Auftrieb verleihen kann.

Positiv denken: So geht's

Die Kraft des positiven Denkens schützt uns. Ich meine damit nicht die naive Leugnung der Realität und eine willkürliche, gedankenlose Schönfärberei. Wir alle haben die Wahl, unsere Wahrnehmungsfilter eher auf positiv oder negativ zu stellen. Oder, um ein gern zitiertes Beispiel zu bemühen: Wir selbst haben die Freiheit, das Glas als halb voll oder halb leer zu sehen. Niemand schreibt uns unsere Sichtweise vor, auch wenn familiäre Prägungen durchaus Einfluss darauf haben, mit welchem Filter wir der Welt begegnen.

Pessimisten geben sich in der Regel nach einem Missgeschick selbst die Schuld, wodurch der vermeintliche Fehler ihr schlechtes Selbstwertgefühl noch vertieft. Im schlimmsten Fall werden sie depressiv und ertrinken in Selbstmitleid. Optimisten sehen das Ereignis dagegen realistischer: Sie bauschen es weder zur Katastrophe auf noch identifizieren sie sich mit dem singulären Fehler. Stattdessen suchen sie nach Möglichkeiten, den Fehler rasch auszubügeln und daraus zu lernen, um es beim nächsten Mal besser zu machen. Optimisten sind zudem in der Lage, über sich selbst zu lachen. Sie wissen, dass es im Leben immer Alternativen gibt.

Die Macht der Gedanken ist enorm und wird immer wieder unterschätzt. Auch in der Psychoanalyse hat man viel zu lange den Schwerpunkt der Therapie auf die negativen Aspekte einer Biografie, auf Mängel und Defizite gelegt. Wie viele Menschen mussten sich seit Einführung der Freudschen Psychoanalyse über Jahre und Jahrzehnte hinweg auf der Couch mit ihren unangenehmen Gefühlen, ihrer problematischen Vergangenheit und ihrer unglücklichen Kindheit herumquälen. Immer und immer wieder kauten die Patienten mit ihren Therapeuten ihr Leid und Scheitern durch. Der New Yorker Filmemacher Woody Allen hat diese neurotische Fixierung auf die eigenen Schwachstellen in seinen frühen Filmen selbstironisch auf die Schippe genommen. Wenn es schlecht läuft in einer langjährigen Psychoanalyse – und diese Gefahr ist nicht zu unterschätzen –, verstärkt sich durch die ewige Wiederholung das Negative noch weiter. Und was noch schlimmer ist: Die Fixierung auf den Mangel verstellt den Blick auf die Ressourcen. Wer seine ganze Konzentration auf das Unglück, seine Schwächen und Misserfolge richtet, hat keine Kapazitäten mehr, an einer Besserung zu arbeiten. Und das gilt es zu ändern. Daher: Immer mal wieder die Perspektive wechseln oder nachfragen, statt andere zu bewerten, und für sich selbst herausfinden: Was sind meine Stärken, was macht mir Spaß, was ist mir wirklich, wirklich wichtig in meinem Leben? Damit Freude und nicht Frustration sich breitmacht …

Ich persönlich schicke keine Patienten zu Psychiatern oder Psychotherapeuten – erst recht nicht, wenn die angewandte Therapieform eine rückwärtsgewandte ist. Irgendwann sind die grobe Hebamme und die unglückliche frühe Jugend nicht mehr schuld, wenn wir uns schlecht fühlen. Wenn Therapie, dann ist mein Rat: höchstens durch eine Art Coach, der dabei hilft, eingefahrene Gedankenmuster zu erkennen und für die Zukunft abzustellen bzw. zu durchbrechen. Dann sind meistens fünf bis sechs Stunden ausreichend – und nicht 80. Meine Erfahrung ist: Langjährige Psychotherapie nutzt am meisten dem Therapeuten.

Humor und Lachen stärken das Immunsystem

Wer lacht, lässt sich nicht einschüchtern, nicht kleinkriegen, nicht in die Knie zwingen. Weder von Krankheiten noch von anderen Widrigkeiten des Lebens. Lachen entwaffnet. Humorvolle Menschen wirken anziehend. Ihre heitere Lebensart ist ansteckend, ihre gelassene Ausstrahlung beruhigend. In Gegenwart solcher Menschen fühlt sich jeder wohler und gelöster. Und ich möchte behaupten: Jeder Mensch kann Humor lernen, auch wenn wir nicht alle von Geburt aus mit einem heiteren Temperament ausgestattet sind. Ebenso wenig wie jeder von uns als Kind durch elterliche Vorbilder gelernt hat, den Unzulänglichkeiten des Lebens – und vor allem auch den eigenen (!) – mit selbstironischer Gelassenheit gegenüberzustehen.

Strenge, Perfektion und das Streben nach Unfehlbarkeit sind die natürlichen Feinde des Humors. Wer von sich und anderen immer nur eine fehlerfreie Performance verlangt, stresst sich und andere. Scheitern zu ertragen und ihm durch Selbstironie und durch einen gekonnten Perspektivenwechsel auch eine komische Seite abzugewinnen, erfordert wahre Lebenskunst. Ein Clown, der alles richtig macht und nicht über seine eigenen Füße stolpert, wäre alles andere als lustig. Und wovon leben schließlich all die Kabarettisten? Von der Komik, die menschlichen Schwächen entspringt.

Dem Leben gelassen schmunzelnd zu begegnen, das ist nicht einfach, gerade wenn die äußeren Umstände kompliziert oder gar bedrohlich erscheinen. Doch selbst in angespannten Zeiten ist unerschrockene Heiterkeit besonders wichtig. Manchmal sogar überlebenswichtig. Denn Humor ist einer der stärksten Angst-Blocker. Er nimmt der Angst den Stachel, entspannt – und gibt Kraft. Auch dem Immunsystem. Lachen und Humor stärken die seelische Widerstandskraft und damit auch die körperliche Abwehr. Selbst schlichte Albernheit und kindlicher Nonsens lockern nicht nur die Bauchmuskeln. Lachen kann vom stressigen Alltag ablenken und die Stimmung heben. Und das geschieht immer dann, wenn die Ringmuskulatur um die Augen arbeitet und sich dabei kleine Falten um die Augen bilden.

»Am dringendsten braucht der Mensch den Humor, wenn es ihm schlecht geht«[76], zitiert der Wissenschaftsjournalist Ulrich Schnabel in einem *Zeit*-Artikel vom 27. Juli 2017 den Psychologen Willibald Ruch, der als Dozent an der Universität Zürich lehrt und als Pionier auf dem Gebiet der Humorforschung gilt. Nach vierzig Jahren wissenschaftlicher Arbeit zum Thema Heiterkeit zieht er eine klare Bilanz: »Freude ist nun einmal der mächtigste Antagonist der Angst … Positive Emotionen erweitern das Blickfeld, Angst und Ärger bewirken das Gegenteil. Viele Studien zeigen, dass der Mensch mit schwierigen Situationen besser umgehen kann, wenn er Humor einsetzt.«

Dabei ist es gerade in schwierigen Situationen hilfreich, Wut in Witz und Angst in Albernheit zu verwandeln. Wer es schafft, einer Krise mit einer Prise Heiterkeit zu begegnen, befreit sich aus dem beklemmenden Gefühl der Hilf- und Machtlosigkeit.

Auch bei der psychologischen Aufarbeitung von Traumata hat sich Humor als eine kluge Strategie erwiesen: Lachen kann traumatisierten Menschen dabei helfen, aus ihrer passiven Opferrolle herauszufinden. Es schafft Distanz zum schmerzhaften Geschehen und ermöglicht eine neue Deutungshoheit. »Wenn ich humorvoll etwas betrachte, bin ich in der One-up-Position, betrachte die Situation von außen«, erklärt der Psychiater Ulrich Sachsse, der viel mit traumatisierten Menschen gearbeitet hat. Wer gemeinsam mit anderen über eine unangenehme Sache lachen könne, empfinde sich nicht mehr als Opfer eines unerträglichen Schicksals, sondern als »gelassen-selbstsicherer Akteur«.[77]

Dass der Humor selbst in aussichtslos scheinenden, menschenunwürdigen und lebensbedrohlichen Situationen unterstützend wirkt, hat auch der ehemalige KZ-Häftling Viktor

Frankl am eigenen Leib erfahren: »Der Humor ist eine Waffe der Seele im Kampf um ihre Selbsterhaltung«, erkannte der Psychiater und Begründer der Logotherapie und der Existenzanalyse, der nach jahrelangen schmerzvollen Erfahrungen in verschiedenen Konzentrationslagern in seinem Weltbestseller *…trotzdem Ja zum Leben sagen* schreibt, wie ihm der »Lagerhumor« – und sei es auch nur für Sekunden oder Minuten – aus dem KZ-Elend geholfen habe.[78] Entscheidend dabei sei die mit der Heiterkeit verbundene Fähigkeit, »sich über die Situation zu stellen«.

Der Humor ist hier nicht nur Lebens-, sondern Überlebenshilfe. Das Lachen über Katastrophen befreit von Angst, es besänftigt und versöhnt mit dem Schicksal.

Selbst körperliche Schmerzen lassen sich mit Humor leichter ertragen. Das fand der Oxforder Psychologe Robin Dunbar heraus.[79] Besonders nachhaltig wirkt sich nach seinen Erkenntnissen Lachen in Gemeinschaft aus. Wohl deshalb erfreuen sich etwa in Indien Lachyoga-Kurse einer so großen Beliebtheit. Lachen ist ansteckend, und gemeinsames Lachen schaukelt sich manchmal so weit hoch, dass Menschen sich lustvoll krümmen und dabei buchstäblich Lachtränen vergießen. Wenn dann auch noch die Bauchmuskeln vor Lachen wehtun, wird wieder einmal klar, wie nah Schmerz und Heiterkeit beieinanderliegen können.

Dies verdeutlichen auch die Clowns, die mittlerweile in vielen Krankenhäusern zur psychischen Aufmunterung kranker Kinder eingesetzt werden. Der Einsatz der professionellen Spaßmacher zielt darauf ab, die Abwehrkräfte der kleinen Patienten durch heilsamen Humor zu mobilisieren. Und Hand aufs Herz – hat jemals jemand einen Clown gesehen, der nicht auch traurig war? Traurigkeit in Heiterkeit zu verwandeln, darin besteht gerade ihr großer therapeutischer Auftrag. Oder, wie schon der Volksmund weiß: Lachen ist die beste Medizin.

»Lachen scheint ein zutiefst heilsamer Zustand zu sein, in dem Körper und Geist in großer Harmonie miteinander vereinigt sind. Humor und die Fähigkeit, sich selbst nicht bierernst zu nehmen, haben therapeutische Wirkung«[80], schreibt auch der Achtsamkeitslehrer Jon Kabat-Zinn.

Auch in der klinischen Psychiatrie setzen einige Ärzte inzwischen auf die heilende Kraft des Humors. An der Stuttgarter Fliedner Klinik etwa trainiert die Chefärztin Barbara Wild mit ihren depressiven Patienten in therapeutischen Gruppensitzungen das gemeinsame Krafttraining für die Lachmuskeln. Die Gruppenmitglieder werfen sich imaginäre Bälle zu und machen dabei komische Geräusche, oder sie üben sich in witzigen Pantomimen, aus denen spontane komödiantische Theatersketche entwickelt werden. Im Laufe der Sitzung fallen immer mehr Hemmungen, und bald ist jede Peinlichkeit verflogen. Die vorher noch niedergeschlagenen Patienten werden – wenigstens für die Dauer einer kostbaren Stunde – zu ausgelassen herumalbernden Spielern.

Auch Patienten mit einer Angststörung profitieren von der spielerischen Humortherapie. Wer zwischendrin mal lachen könne, gewinne Distanz und sei besser in der Lage, mit seinen Ängsten konstruktiv umzugehen, hat die Medizinerin Wild beobachtet. In einer Pilotstudie testet die Neurologin und Psychiaterin gerade den Einfluss ihrer Humortherapie auf Patienten, die unter organisch bedingter Angina pectoris leiden und bei denen alle herkömmlichen Mittel wie Stents, Bypässe oder Medikamente ausgeschöpft sind. Erste Ergebnisse zeigten, so Ulrich Schnabel in der *Zeit,* dass sich die Lebensqualität der Herzkranken verbessere, weil sie weniger depressiv auf ihre Krankheit reagierten und dementsprechend zuversichtlicher in ihre Zukunft blickten.[81]

Tipps: So gelangen Sie zu heiterer Gelassenheit

- Versuchen Sie, in misslichen Situationen oder wenn Sie sich akut sorgen oder ärgern, Abstand zu Ihren Gefühlen zu gewinnen und die Perspektive zu wechseln. Der unsterbliche Karl Valentin (1882–1948) formulierte es einmal folgendermaßen: »Jedes Ding hat drei Seiten: eine positive, eine negative und eine komische.«[82]
- Der Dalai Lama, der für sein ansteckendes Lachen bekannt ist, gibt den Rat: Er bemühe sich, sich in schwierigen Situationen nicht allzu ernst zu nehmen.
- Viktor Frankl (1905–1997) empfahl, von der Ego- zur Sinnorientierung zu wechseln. Wer ausschließlich um sich selbst kreist, verstärke seine Ängste nur noch und nähme sich dabei selbst allzu wichtig. Besser: Helfen Sie in Krisen anderen und distanzieren sich von den eigenen Problemen. Schöner Nebeneffekt: Wer anderen beisteht oder ihnen eine Freude bereitet, empfindet sogar mehr Glück als der Beschenkte selbst!
- Man wird, wenn man sich im Spaß dümmer macht, als man ist, stärker, als man scheint. Diese Selbsttröstung, fand der große Psychoanalytiker Sigmund Freud (1856–1939), habe etwas Großartiges und Erhebendes. Er war der Meinung, Humor hätte nicht nur etwas Befreiendes, sondern wäre gar ein Lustgewinn, zeigt er doch ein intelligentes Spiel mit misslichen Sachverhalten.
- Um sich in fröhliche Stimmung zu bringen: Gehen Sie ins Kabarett und in Komödien – am besten in Gesellschaft. Selbst das Anschauen eines lustigen Videos bewirkt einen Anstieg der NK-Zellen. Deswegen ist Lachen nicht nur ein ebenso gutes wie günstiges Mittel,

um die Stimmung zu heben, sondern auch um das Immunsystem zu unterstützen: »Wenige Minuten, nachdem wir intensiv gelacht haben, stellt sich im Körper eine anhaltende Entspannungsphase ein.«[83] Der Blutdruck sinkt, und Stresshormone wie Cortisol würden abgebaut, erklärt der Psychologe Michael Titze. Und vergleicht diesen Effekt mit dem beim Meditieren.

Wirkungsvolle Entspannungstechniken

Humor und Meditieren schärfen nicht nur unsere Sinne und machen uns aufmerksamer, sondern sie wirken auch entspannend. Und weil Entspannung maßgeblich zum Abbau von Stress beiträgt, möchte ich Ihnen hier nur der Vollständigkeit halber einige weitere wirkungsvolle Techniken vorstellen. Ich persönlich bevorzuge die Meditation, aber vielleicht ist das ja nicht jedermanns Sache. Wenn Sie mit der Meditation etwas anfangen können, dürfen Sie die nächsten Seiten gerne überspringen. Falls nicht, finden Sie vielleicht in den folgenden Anregungen Ihren Weg.

Autogenes Training und Co.

Während Yoga tief in einer spirituellen fernöstlichen Lebensweise verankert ist, handelt es sich beim Autogenen Training um eine westliche Technik der Selbsthilfe. Sie wurde unabhängig von einem philosophischen Kontext entwickelt und ist dennoch eng verwandt mit dem Yoga Nidra. Beides sind Techniken der Selbsthilfe, die ähnlich aufgebaut sind und zu einer vergleichbaren tiefen körperlichen und psychischen Entspannung führen.

Wie das griechische Wort *auto* vermuten lässt, geht es beim Autogenen Training darum, dass man in sich selbst etwas erschafft, indem man selbsttätig entspannen lernt. Entwickelt wurde die Technik von dem Berliner Psychiater Johannes Heinrich Schultz (1884–1970) bereits in den 1920er-Jahren als wissenschaftlich fundierte Ergänzung zur Psychotherapie. Schultz hatte sich zuvor lange mit der Hypnose beschäftigt und erfand das Autogene Training als eine Art Selbsthypnose, bei der mittels einer intensiven Vorstellungskraft Muskeln und Gefäße entspannt werden.

Beim Autogenen Training sitzt man auf einem Stuhl oder liegt auf dem Boden oder (beim Üben vor dem Schlafengehen) im Bett und konzentriert sich ganz auf bestimmte Körperregionen, zum Beispiel seinen linken Arm. Man fühlt, wie dieser erst schwer und später warm wird. Langsam und gezielt geht der Praktizierende im Geist seinen gesamten Körper durch, entspannt nacheinander Muskel für Muskel, spürt, wie diese schlaff und schwer werden, und später auch die Wärme der sich weitenden Blutgefäße. Der Herzschlag beruhigt sich dabei signifikant.

So gleitet man langsam von dem Zustand des Alltagsbewusstseins in einen halb bewussten, tranceähnlichen Wachzustand. In diesem sogenannten Alpha-Zustand wird die Verankerung mentaler Vorsätze wie etwa »Ich fühle mich gesund und tatkräftig« oder »Ich schlafe jetzt ein und wache morgen früh tief erholt auf« möglich. Dies erfordert jedoch regelmäßiges Üben.

In der Krebstherapie hat sich das Autogene Training als Begleittherapie bewährt: Viele Kliniken arbeiten inzwischen sehr erfolgreich mit dieser Methode, denn sie ist ein ideales Mentaltraining, um Stress abzubauen und das Immunsystem zu stärken.

Das Autogene Training wird übrigens nicht nur im Gesundheitsbereich, sondern auch im Management-Training als effiziente Technik zum Stressabbau und zur Vorbeugung eines Burnouts gelehrt. Auch Sportler wenden es an, um sich mental auf ihre Wettkämpfe vorzubereiten. Und Schüler und Studenten üben es ein, um effizienter zu lernen und ihre Prüfungsangst in den Griff zu bekommen.

Autogenes Training – die einzelnen Phasen

1. **Zur Ruhe finden.** Finden Sie eine für Ihren Körper angenehme Sitz- oder Liegeposition und lassen Sie Ihren Geist sich darauf einstellen, dass er von nun an nichts tun, keine Aufgaben und Probleme lösen muss, sondern sich vollkommen dem Augenblick hingeben und entspannen darf.
2. **Ein Gefühl der Schwere erleben.** Ihre Arme und Beine, Ihr ganzer Körper fühlt sich schwer an. In dieser Phase erschlaffen die Muskeln.
3. **Wärme spüren.** Während dieser Vorstellung öffnen sich die Blutgefäße und eine angenehme, wohlige Wärme durchströmt Ihren Körper von den Finger- bis in die Zehenspitzen.
4. **Bewusst atmen.** Der Atem beruhigt sich und fließt nun ruhig und gleichmäßig. Dabei wechseln Sie von der flachen Brustatmung in eine tiefe Bauchatmung. Ihr Körper wird von Sauerstoff durchflutet.
5. **Konzentration auf das Sonnengeflecht.** Der gesamte Bauchraum wird angesprochen und entkrampft sich. Die Entspannung der Muskeln in den inneren Organen reguliert beispielsweise die Magensäure und bringt gleichzeitig die Darmtätigkeit in Balance.
6. **Die zentrale Formel sprechen:** »Mein Herz schlägt ruhig und gleichmäßig.« Sie reguliert den Puls und die Herzfrequenz. Diese Formel hilft unter anderem Menschen mit einem erhöhten Blutdruck. Sie können aber auch Ihre ganz persönliche Formel finden, die genau das ausdrückt, was Sie sich für Ihre Gesundheit wünschen.

7. **Die Stirn ansprechen.** Sie fühlt sich, so lautet die entsprechende Suggestion, glatt und angenehm kühl an. Mit dieser Formel entspannen sich die Gesichts- und Kopfmuskeln. Kopfschmerzen und Grübeleien fliegen davon.

Lassen Sie während dieses Prozesses die Gedanken kommen und gehen. Nehmen Sie sie zur Kenntnis, ohne sie zu bewerten. Halten Sie Ihre Aufmerksamkeit auf den Körper und Ihre Atmung gerichtet.

Zusätzlich zu den hier beschriebenen Phasen können Sie, wie der Management-Trainer John Hormann rät, weitere für Sie sinnvolle Selbstsuggestionen einbauen. Zum Beispiel können Sie mit all Ihren Körperzellen kommunizieren. Bedenken Sie, wie hart diese rund um die Uhr arbeiten. Denken Sie sich auf eine freundliche Weise in Ihren Körper hinein und sagen Sie sich: »Ich liebe euch, ihr Zellen. Ich liebe euch, ihr Organe, das Herz, die Leber, die Lunge, die Nieren, die Bauchspeicheldrüse. Ich liebe meinen Körper, ich liebe dich, ich liebe mich selbst, ich liebe alles an mir. Ich liebe mich. Ich kann mich so akzeptieren, wie ich jetzt bin, mit allen meinen Stärken und Schwächen.«[84]

Sie können aber auch jede andere, auf Sie ganz persönlich zugeschnittene Suggestion verwenden, sofern sie positiv und lebensbejahend ist. Ihre Zellen sind intelligent und speichern die Informationen.

Eng verwandt mit dem Autogenen Training ist die sogenannte Progressive Muskelentspannung, bei der allerdings der Körper noch mehr im Fokus steht. Sie wurde von dem US-amerikanischen Arzt Edmund Jacobson (1888–1983) entwickelt, um seinen Patienten beizubringen, wie sie ihren Körper bewusst anspannen und danach ganz gezielt entspannen können. Diese Technik lässt sich gut mit einer der vielen anleitenden CDs, die es im Buchhandel gibt, selbst zu Hause üben.

Das neuro-linguistische Programmieren, kurz NLP, ist eine Technik, die in den 1980er-Jahren in den USA entwickelt wurde. Sie zielt darauf ab, mithilfe einer erfolgreichen Kommunikation mit sich selbst das Unterbewusstsein so zu steuern, dass es unbewusste Ängste und Blockaden auflöst. Einer der Mitbegründer dieser Methode war der kalifornische Managementberater und Coach Anthony Robbins.

Breathwalking – Stress einfach wegatmen

Wir alle tun es jeden Tag, jede Minute, ununterbrochen: atmen. Es versorgt unseren Körper mit lebenswichtigem Sauerstoff, gleichzeitig geben wir beim Ausatmen Kohlensäure, Sauerstoff und Edelgase an die Umgebung ab. Dadurch werden Zellen, Blut und Gewebe unseres Körpers am Leben gehalten und von Schadstoffen befreit. Richtiges Atmen ist deshalb wichtig für den gesunden Säure-Basen-Ausgleich.

Doch vielfach atmen wir zu schnell, zu flach und zu oberflächlich. Die meisten Menschen atmen nur bis in den Brustkorb hinein. Das reicht nicht aus, um für einen idealen Gasaustausch zu sorgen. Unser Blut wird mit zu wenig Sauerstoff versorgt, und wir puffern zu wenig Säuren ab. Wichtig ist, dass wir bis in den Bauch hinein atmen. Nur wenn sich auch der Bauch bei jedem Atemzug ausdehnt, atmen wir richtig.

Und ebenso wichtig wie das richtige Einatmen ist das tiefe und bewusste Ausatmen. Bei Stress und Anspannung vergessen wir das oft und halten eher die Luft an. Doch Ausatmen entspannt. Das merken wir zum Beispiel, wenn wir nach einem überstandenen Schrecken »erleichtert ausatmen«.

»Breathwalking« heißt eine in den USA entwickelte, mit Yoga-Elementen ergänzte Methode, die Bewegung und Meditation gezielt mit der richtigen Atmung verbindet und sehr beruhigend wirkt. Ihr Vorteil: Sie kann hervorragend in den Alltag integriert werden. Beispielsweise können Sie es in der Wohnung üben, wenn Sie von einem Zimmer ins andere gehen, oder auf dem Weg zum Einkaufen. Wann immer Sie daran denken.

Anders als beim normalen Spaziergang oder beim Walking werden bei dieser Gehmeditation Schritte, Handbewegungen und Atmung mit einem Mantra kombiniert. Sie atmen dabei vier Schritte lang stoßweise ein und in den darauf folgenden vier Schritten stoßweise wieder aus, während Sie zugleich im Stillen mit Silben verbundene Handbewegungen ausführen.

Das hört sich zuerst kompliziert an, lässt sich aber ganz einfach in vier aufeinander aufbauenden Übungsschritten trainieren.

So funktioniert Breathwalking

1. **Schritt:** Sie kombinieren Ihre Handbewegungen mit einem Mantra aus kurzen Silben. Prägen Sie sich zum Beispiel die Silben Sa-Ta-Na-Ma ein. Sprechen Sie diese Silben zuerst laut, später nur im Stillen aus und machen Sie hinter jeder Silbe eine kurze Pause.
2. **Schritt:** Jetzt geht es um Koordination: Formen Sie mit Daumen und Zeigefinger Ihrer rechten Hand einen Kreis und sprechen dazu die Silbe »Sa« aus. Dann formen Sie mit Daumen und Mittelfinger einen Kreis und sagen »Ta«. Zum Kreis aus Daumen und Ringfinger intonieren Sie die Silbe »Na« und zum Kreis aus Daumen und kleinem Finger »Ma«.

Üben Sie diese Reihenfolge zunächst mit der rechten, dann mit der linken Hand. Danach mit beiden Händen zugleich. Praktizieren Sie das so lange, bis Ihnen die Kombination von Silbe und Handbewegung in Fleisch und Blut übergegangen ist.

3. **Schritt:** Nun verbinden Sie das Ganze mit Ihrer Atmung. Die Atmung erfolgt durch die Nase. Atmen Sie viermal hintereinander kurz und stoßweise durch die Nase ein (ohne zwischendrin auszuatmen). Danach dasselbe umgekehrt: Atmen Sie viermal hintereinander kurz und stoßweise durch die Nase aus.
   Kombinieren Sie diesen Atemrhythmus mit den Sa-Ta-Na-Ma-Silben/Handbewegungen. Atmen Sie bei jeder Handbewegung-Silben-Kombination viermal hintereinander ganz kurz durch die Nase ein: Sa-Ta-Na-Ma.
   Danach atmen Sie viermal hintereinander bei jeder Handbewegung kurz durch die Nase aus: Sa-Ta-Na-Ma.
   Nun haben Sie gelernt, drei Dinge bewusst miteinander zu kombinieren: Handbewegung, Mantra und Atem. Üben Sie diesen Dreiklang so lange, bis er Ihnen leichtfällt.
4. **Schritt:** Wenn Ihnen die Koordination von Atmung, Handbewegung und Mantra in Fleisch und Blut übergegangen ist, kombinieren Sie das Ganze noch jeweils mit einem Schritt pro Handbewegung und Mantrasilbe.

Die Art der Meditation im Gehen erfordert etwas Übung, bis sie funktioniert. Sie wirkt hervorragend, wenn Sie sich auf dem Weg zu einem wichtigen Gespräch beruhigen wollen oder sich grundsätzlich angespannt fühlen. Und auch, um nach einer Aufregung wieder ins Gleichgewicht zu kommen.

Krebs und Persönlichkeit

Gibt es Menschen, deren Charakter sie anfälliger als andere macht, an Krebs zu erkranken? Dies ist eine Frage, die unter Wissenschaftlern viel diskutiert wird.[85] Ein heikles Thema. Sicherlich gibt es mentale Verhaltensweisen und Einstellungen, die sich negativ auf die Gesundheit auswirken und damit auch das Krebsrisiko erhöhen können.

Zu den Risikofaktoren dieser Art gehört zum Beispiel die Unfähigkeit, mit Emotionen umzugehen. Entweder weil man Gefühle unterdrückt und verleugnet, wie es bei Angst oder Wut oft der Fall ist, oder weil man sie ungehemmt auslebt. Aber auch das Gefühl von Hilflosigkeit hat einen ungünstigen Einfluss auf unsere Gesundheit. Ein Mensch, der sich hilflos fühlt, kämpft nicht (mehr), sondern betrachtet sich als bereits besiegt; er wird wütend oder feindselig und tendiert zu selbstzerstörerischem Verhalten.

In zahlreichen Untersuchungen wurde nachgewiesen, dass sowohl ständig unterdrückte als auch aggressiv zum Ausdruck gebrachte Emotionen wie Wut, Feindseligkeit und Zynismus für Krankheiten wie Krebs, Hypertonie sowie Erkrankungen der Herzgefäße anfälliger machen.

Dennoch möchte ich hier keinem Krebskranken suggerieren, dass seine Krankheit allein die Folge ungelöster Konflikte sei. Eine solche Haltung würde nicht nur die komplexen Mechanismen der Krebsentstehung leugnen, sondern auch die Aufmerksamkeit auf die Vergangenheit lenken und Energie absorbieren, die der Kranke viel nötiger braucht, um seine Selbstheilungskräfte zu aktivieren. Und das ist es, worauf es im Krankheitsfall ankommt.

Mir geht es vor allem um Hilfe zur Selbsthilfe, um positive Suggestion. Fakt ist, dass bestimmte Gedankenmuster ihren Niederschlag in der Körperhaltung und Körpersprache finden und Krankheiten mit verursachen können. Doch ist die Kraft der – positiven – Gedanken ebenso in der Lage, körperliche Heilungsprozesse zu bewirken bzw. zu beschleunigen.

Glauben Sie mir, jeder Einzelne verfügt über viel mehr Ressourcen, als er denkt – auch Sie. Aus den meisten – oder vielleicht sogar fast allen – dieser Ressourcen können Sie einen wirkungsvollen Schutzschild gegen unglückliche Lebensumstände und Beziehungen und sogar gegen Krebs herstellen. Entdecken Sie Ihr ureigenes unerschöpfliches Potenzial, fördern Sie es und bauen es aus! Und seien Sie auch immer mal wieder offen für ein »Nein«. Wenn von Ihnen etwas verlangt wird, das Sie überfordert oder Ihnen absolut gegen den Strich geht, dann befreit ein ehrliches NEIN ungemein.

Besonders traurig ist es in meinen Augen, wenn Menschen in unglücklichen Beziehungen verharren. Dazu ist das Leben viel zu kurz. Oft entzieht ein Partner dem anderen sämtliche Energien. Dann sollte man sich lieber aufmachen, das unbekannte Glück zu suchen, anstatt sich am bekannten Unglück festzuklammern.

Freundschaften und soziale Bindungen

In Gegenwart von Freunden erscheinen Probleme kleiner – und Berge buchstäblich flacher: In Experimenten schätzen Menschen die Steigung eines Hügels tatsächlich geringer ein, wenn ein Freund neben ihnen steht. Je länger sie ihn kennen, desto stärker ist der Effekt. Oft reicht sogar der Gedanke an den Freund, damit der Hügel schrumpft.

Vieles deutet darauf hin, dass soziale Faktoren starken Einfluss auf unsere Gesundheit haben. Gerade in unseren Zeiten der Verunsicherung und Vereinzelung zählt Freundschaft zu den wichtigsten Werten.[86]

Und: Freundschaft ist nicht nur für unser seelisches Wohlbefinden, sondern auch für unser Immunsystem wichtig. Stabile soziale Kontakte können uns sogar vor Krankheiten bewahren. Inzwischen haben Wissenschaftler einiges über das Zusammenspiel von menschlichen Beziehungen und der Wirkungsweise jener Gene herausgefunden, die unser Immunsystem regulieren. An der renommierten Harvard-Universität läuft dazu seit über 75 Jahren eine spannende Langzeitstudie. Die 1938 gestartete Untersuchung wird aktuell von der vierten Generation von Forschern weitergeführt. Bei den Studienteilnehmern handelte es sich ursprünglich um 724 junge Männer aus zwei Bevölkerungsgruppen. Die eine Gruppe setzte sich aus Harvard-Studenten zusammen, die andere aus Jugendlichen aus armen Verhältnissen. Über die Jahrzehnte hinweg zeigte sich, dass gute Beziehungen (es müssen nicht viele sein!) am besten vor den Malaisen schützen, denen wir im Laufe des Lebens ausgesetzt sind.[87] Freunde spielen dabei eine ebenso wichtige Rolle wie Familie und Partnerschaft. Und: Entscheidend ist die Qualität einer Beziehung, nicht deren Dauer. Es geht um ein wertschätzendes, mitfühlendes Miteinander. Die Frage, ob jemand Karriere macht und wie viel Geld er verdient, ist von untergeordneter Bedeutung für Glück und Wohlbefinden.

Echte und tiefe Bindungen stärken also unsere Gesundheit. »Unsere Beziehungen beeinflussen in einem erstaunlichen Maße nicht nur unsere Erfahrungen, sondern auch unsere Biologie. Durch die Verbindung zwischen unseren Gehirnen prägen uns unsere engsten Sozialbeziehungen in vielfacher Hinsicht, sei es, dass wir gemeinsam über einen Witz lachen oder dass im Körper Gene aktiviert werden, die durch unsere T-Zellen, die Soldaten des Immunsystems, im Kampf gegen angreifende Viren und Bakterien ein- und ausgeschaltet werden. Daraus folgt, dass wir es mit einem zweischneidigen Schwert zu tun haben. Positive Beziehungen haben einen günstigen Effekt auf unser Wohlbefinden, negative Beziehungen hingegen können wie ein langsam wirkendes Gift unseren Körper angreifen.«[88]

Zahlreiche Statistiken lassen zudem den Schluss zu, dass isoliert lebende Menschen öfter und schwerer krank werden als gesellschaftlich aktive, die in stabilen Beziehungen Geborgenheit und Unterstützung finden. Auch Verheiratete scheinen gesünder zu leben als Singles. Einsamkeit an sich macht auf Dauer krank.

Der Wunsch nach Zusammengehörigkeit ist ein menschliches Grundbedürfnis. Wir sind soziale Wesen, darauf gepolt, in Gruppen zu leben. Betrachtet man die Evolution, wird klar, warum. Ein Einzelner hätte in der Wildnis kaum überlebt. Es brauchte den Zusammenhalt der Familie, des Clans, des Stammes.

Der Psychologe Richard Tunney von der University of Nottingham veröffentlichte 2007 eine Studie über die Zufriedenheit von Erwachsenen. Er befragte 1760 Frauen und Männer in England und fand heraus, dass der Grad ihrer Zufriedenheit stark mit ihrem Freundeskreis zusammenhing. Je mehr gute, langjährige und verlässliche Freunde jemand hatte, desto zufriedener war er. Diejenigen, die sehr glücklich mit ihrem Leben waren, hatten doppelt (!) so viele Freunde wie die sehr Unzufriedenen.[89]

Menschliche Zuwendung beruhigt nachweislich den Kreislauf und senkt den Blutdruck. Aber auch das Zusammensein mit Tieren tut uns körperlich und seelisch gut. Und Menschen, die eine Aufgabe haben und das Gefühl, gebraucht zu werden, fühlen sich zufriedener und glücklicher. Denn sie sehen sich eher verbunden mit anderen. Traumatische Erlebnisse und Depressionen hingegen isolieren. Sie verstärken das Gefühl des Getrenntseins, und das macht anfällig für Stress. Kinder und Jugendliche, die in Geborgenheit aufwachsen, sind – auch das zeigen zahlreiche Studien – resistenter gegen Stress. Wissenschaftler der University of Virginia konnten den Nachweis erbringen, dass Erwachsene, die als Jugendliche enge Freundschaften pflegten, gesünder sind. Für den Psychologen Joseph

Allen ist die damit verbundene Reduktion von Stress der Schlüssel für dieses verbesserte Wohlbefinden. Die intensive Hinwendung zu und das Zusammengehörigkeitsgefühl mit anderen erleichtern den Umgang mit Pubertätsproblemen und das Erwachsenwerden.[90]

Eine kürzlich publizierte Studie aus den USA konnte belegen, dass Menschen, die regelmäßig in die Kirche gehen, eine um 25 Prozent höhere Lebenserwartung haben. Ihre Entzündungswerte lagen deutlich niedriger als die von Nicht-Kirchgängern. Neben dem sinngebenden und stabilisierenden Faktor »Glauben« hatte auch die soziale Geborgenheit in einer Gemeinde einen lebensverlängernden Einfluss.

Die Forscher sprechen in diesem Zusammenhang von Resilienz. Das ist die Fähigkeit, Druck auszuhalten und in angespannten Situationen kreative Lösungen zu finden – zu wissen und darauf zu vertrauen, selbstwirksam zu sein, sein Leben selbst gestalten zu können.

Achten Sie also bei der Auswahl der Menschen, mit denen Sie Ihre Zeit verbringen, darauf, dass es solche sind, die Ihnen guttun, die positive Energie ausstrahlen und Sie aufbauen. Halten Sie sich nach Möglichkeit von Leuten fern, die Ihnen Kraft rauben und Sie mit ihrer negativen Weltsicht herunterziehen.

Körpertherapie und die heilsame Kraft von Berührungen

Seit den Achtzigerjahren des 20. Jahrhunderts wissen wir, dass Neugeborene zum Überleben nicht nur Nahrung brauchen, sondern darüber hinaus auch Körperwärme und menschliche Zuwendung. Ohne diese Nestwärme können sich Babys nicht normal entwickeln. Kinder, die in ihren ersten Lebensjahren in dieser Hinsicht vernachlässigt wurden, tragen ein viel höheres Risiko, später körperlich oder seelisch zu erkranken. Ihr Immunsystem ist dauerhaft stressanfälliger und schwächer als das von Menschen, die als Babys und Kleinkinder eine liebevolle Bezugsperson hatten, die sie streichelte und in den Arm nahm, wenn sie Hunger, Angst oder Schmerzen hatten. Dieser Zusammenhang wurde erstmals auf einer amerikanischen Intensivstation für Neugeborene erkannt. Dort fiel einer Stationsschwester auf, dass sich die Kleinen viel rascher wieder beruhigten, wenn man sie berührte.[91]

Um diese Beobachtung zu überprüfen, machten Naturwissenschaftler an der Duke University in Durham, North Carolina, eine Reihe von Experimenten mit Rattenbabys. Dabei stellte der Forschungsleiter Professor Saul Schanberg fest, dass Rattenbabys, die nach der Geburt von ihren Müttern getrennt wurden, buchstäblich verkümmerten. Ihre Zellen hörten auf, sich zu teilen. Ohne Körperkontakt bildeten die Zellen der Rattenbabys keine Wachstumsenzyme. »Strich man aber mit einem feuchten Pinsel über den Rücken eines Rattenjungen und imitierte so das Verhalten der Rattenmutter, die mit Lecken auf die Rufe ihrer Kleinen reagiert, setzte die Enzymproduktion und damit das Wachstum sofort wieder ein.«[92]

Der österreichisch-amerikanische Arzt und Psychiater Wilhelm Reich (1897–1957) beschäftigte sich als Erster mit dem Zusammenhang zwischen dem Körper eines Menschen und seinem Charakter. Der Freud-Schüler und Begründer der Körperpsychotherapie glaubte, dass sich die individuelle Lebensgeschichte eines Menschen sozusagen »einfleischt«[93] und sich in seiner Muskelspannung und Atmung ausdrückt. Reich erforschte die Abwehrmuster des Körpers und sprach in diesem Zusammenhang von einer »Charakterpanzerung«.

Wilhelm Reich näherte sich seinem Forschungsgebiet interdisziplinär, das heißt, er verband Psychologie, Soziologie und Biologie miteinander. Auch sein Schüler Alexander Lowen war fest davon überzeugt, dass sich die Erfahrungen eines Menschen in der Körperhaltung niederschlagen. So führten bestimmte Erlebnisse wie beispielsweise Angst zu chronischen Muskelverspannungen und Fehlhaltungen. Die Blockaden entstehen vor allem dann, wenn die unangenehme Empfindung verdrängt und verleugnet wird.

Lange Zeit hat die Wissenschaft diese Zusammenhänge negiert. Doch der Körper ist keine Maschine, die dem Intellekt untergeordnet ist und von ihm gesteuert wird. Dass die alte Idee vom Gegensatz von Körper und Geist überholt ist, davon war auch der Schweizer Psychiater und Seelenforscher Carl Gustav Jung (1875–1961) überzeugt. Für ihn war klar, dass beide letztlich die zwei Seiten einer Medaille sind. Heutzutage versuchen Körpertherapeuten mithilfe verschiedener Übungen, eine erstarrte Körperstruktur zu lockern und damit unterdrückte Gefühle wie Wut, Angst, Hilflosigkeit oder Trauer zu lösen. Oft rufen diese einfachen Körperübungen erstaunlich intensive Gefühle hervor – ein deutliches Zeichen dafür, dass die »Charakterpanzerungen« aufbrechen. Hinterher stellt sich in der Regel ein Gefühl der Befreiung ein. Sind diese Zusammenhänge erst einmal bewusst, können Spannungen gezielt durch spezielle Entspannungstechniken oder Atemübungen abgebaut werden. Der Körper kann sich aktiv mit der unterschwelligen Belastung auseinandersetzen und den Stress lösen.

Daher: Schenken Sie Ihrem Körper Gehör und gönnen Sie ihm ab und zu Streicheleinheiten. Wenn gerade niemand anderes da ist, dann gehen Sie einfach zu einer Massage.

Musik heilt und macht glücklich

In fast allen Kulturen ist der Glaube an die spirituelle Heilkraft der Musik tief verankert. Die Buddhisten singen heilige Silben, sogenannte Mantras, um die Gedanken zu beruhigen; islamische Sufis wirbeln zu aufpeitschenden Flötentönen ekstatisch im

Kreis; und animistische Naturvölker trommeln sich in Trance, um die Götter zu ehren und sie milde zu stimmen. Viele Wellnessanhänger im Westen schwören auf die therapeutischen Vibrationen von Klangschalen. Wo und wie auch immer sich Menschen bewusst der Musik hingegeben: Sie alle profitieren von den klangvollen Schwingungen und ihren heilsamen Auswirkungen auf Körper und Psyche.

Musik beruhigt, regt an und macht glücklich. Dies funktioniert auf den unterschiedlichsten Ebenen – und sowohl passiv als auch aktiv. Nicht nur das hingebungsvolle Lauschen einer Mozart-Symphonie oder unseres Lieblingssongs versetzt uns in positive Stimmung. Auch Tanzen, also die Bewegung zur Musik, lockert neben den Muskeln und den Gelenken den Kopf und befreit uns – zumindest vorübergehend – von Grübeleien und anderen überflüssigen Gedankenschleifen.

Immer mehr Studien bestätigen: Musik ist pure Medizin. Sie beschwingt uns, lässt uns in angenehmen Erinnerungen schwelgen und löst in unserem Gehirn ein neuronales Feuerwerk aus. Klassische Musik etwa entspannt und senkt nachweislich Blutdruck und Puls.

Auch Krebskranke können davon profitieren. In einer Pilotstudie an der Klinik für Tumorbiologie bot der Musiktherapeut Jens-Peter Rose von der Universität Freiburg Patienten Klangmeditation an. Es stellte sich heraus, dass diese sich hinterher ausgeglichener und körperlich stabiler fühlten. Seither gehört die Klangmeditation nicht nur an der Universität Freiburg, sondern an vielen anderen Kliniken zum festen Bestandteil einer integrativen Krebstherapie.

Das wirksamste Instrument tragen wir übrigens immer bei uns: unsere Stimme. Egal ob unter der Dusche, im Kirchenchor oder als Leadsängerin einer Jazz-Combo: Singen ist gesund. Es verbessert Atmung und Körperhaltung, senkt das Stresshormon Cortisol im Blut und regt den Körper dazu an, vermehrt Immunglobulin herzustellen, was wichtig für die Immunabwehr ist. Zahlreiche Studien belegen die immunstärkende Wirkung des Singens, unter anderem eine Untersuchung der Frankfurter Universität zusammen mit dem Deutschen Sängerbund. Und Mediziner des Royal Brompton Hospital in London fanden heraus, dass Gesangsstunden lungenkranken Patienten nicht nur das Atmen erleichtern, sondern auch Ängste abbauen und ihre Lebensqualität steigern. Daher empfiehlt auch die Deutsche Gesellschaft für Pneumologie (also Lungenheilkunde) Patienten, regelmäßig zu singen.

In einer Studie des Musiksoziologen Karl Adamek von der Deutschen Stiftung Singen in Neuss erwiesen sich Menschen, die regelmäßig trällerten, als ausgeglichener, psychisch resistenter und sozial verantwortlicher als andere.[94] Weil Singen auch die Konzentration fördert, rät der Göttinger ADHS-Experte Professor Gerald Hüther Eltern von Kindern mit diagnostizierter Aufmerksamkeitsdefizitstörung, ihre Sprösslinge zum Singen zu ermutigen.[95]

Und Professor Gottfried Schlaug, Direktor des Music and Neuroimaging Laboratory der Harvard Medical School, fand heraus, dass autistische Kinder, die normalerweise nur schwer Kontakt zu anderen Menschen aufnehmen können, ganz erheblich von Musik profitieren. Gemeinsam mit anderen Kindern zu musizieren, aktiviert in ihren Gehirnen die sogenannten Spiegelneuronen, die für Empathie und soziales Lernen wichtig sind. »Außerdem spricht Musik immer beide Gehirnhälften an und schafft so neue Verbindungen.«[96] Das kommt auch Schlaganfallpatienten zugute, bei denen die Nervenbahnen einer Körperseite ausgefallen sind.

Gemeinsames Singen lindert Schmerz

Ein weiterer heilsamer Aspekt von Musik ist, dass sich darüber rasch ein starkes Gemeinschaftsgefühl aufbauen lässt. Gemeinsames Singen beispielsweise bringt Menschen zusammen und schafft Vertrauen. Es verbindet selbst die Teilnehmer von größeren Gruppen relativ rasch zu einer Gemeinschaft. Gemeinsam zu musizieren, verschafft ein wohltuendes Zugehörigkeitsgefühl. Vermutlich genießt das Singen und Musizieren in der Gruppe deswegen in allen Kulturkreisen der Welt einen so hohen Stellenwert.[97]

Zu ähnlichen Erkenntnissen gelangten unlängst auch die Psychologen Eiluned Pearce, Jacques Launay und Robin Dunbar von der Universität Oxford. Die britischen Forscher nahmen Menschen unter die Lupe, die sich zu einem Chor zusammengefunden hatten, und verglichen sie mit zwei anderen Freizeitkursen. Die eine Kontrollgruppe bastelte, die andere übte sich im kreativen Schreiben.

Um festzustellen, wie glücklich die gemeinsamen Aktivitäten machten, fügten sie den freiwilligen Teilnehmern testhalber geringfügige Schmerzen zu. Nach mehreren Monaten wurde das Befinden der Probanden per Fragebogen ermittelt. Zugleich untersuchten die Forscher auch das Blut der Kursteilnehmer und maßen die darin befindliche Menge an Glückshormonen.

Der Vergleich zwischen dem Chor und den beiden Kontrollgruppen zeigte eindeutig: Die Musikgruppe konnte die Schmerzen am besten wegstecken, denn die im Blut befindlichen Glückshormone, die beim gemeinsamen Musizieren ausgeschüttet wurden, hoben die Stimmung merklich und glichen damit das Unwohlsein aufgrund der Schmerzen aus. Das Singen, so die Forscher, fungierte dabei als eine Art Eisbrecher und ließ die Gruppe viel rascher und stärker emotional zusammenwachsen als die der Bastler oder Schreiber.[98]

Verbundensein mit der Natur

Auch die Natur hat heilende Wirkung. Über ihren anregenden und wohltuenden Effekt haben Dichter viel geschrieben, und auch wenn Sie selbst keine poetische Veranlagung haben, kennen Sie sicher das kraftvolle Gefühl der Verbundenheit, das sich in der Natur einstellt, aus eigener Erfahrung. Denn: Im Wald, am Meer oder in den Bergen fühlen sich die meisten Menschen auf eine ganz besondere Art verbunden. Mit sich selbst, den Pflanzen und Tieren, der Erde, den Elementen, dem Universum.

Ausflüge ins Grüne machen glücklich, sie lindern Stress und wirken beruhigend aufs Gemüt. Intakte Landschaften lösen positive Gefühle aus, die uns ausgeglichener und freundlicher stimmen.[99]

Dieser Heileffekt lässt sich steigern, indem man sich in der Natur bewegt. Spaziergänge in schöner Landschaft stärken nachweislich das Immunsystem. Das bedeutet: Schauen Sie sich den Sonnenaufgang in den Alpen nicht vom Hotelzimmer aus an, sondern gehen Sie raus. Machen Sie vor dem Sundowner in der Strandbar einen Spaziergang am Meer und genießen Sie unterwegs das Farbenspiel der untergehenden Sonne auf den Wellen.

Forscher haben übrigens festgestellt, dass die Natur umso erholsamer ist, je weiter entfernt sie von der Stadt liegt. Wundern dürfte das wohl niemanden. Im Gegensatz zum Straßenlärm der Städte sind natürliche Geräusche erholsam: Während zivilisatorische Geräusche – wie das Trommelfeuer eines Presslufthammers, das Sausen des Straßenverkehrs oder auch nur die Techno-Beats aus dem übersteuerten Ohrhörer des Sitznachbarn in der S-Bahn – an den Nerven zerren, wirken Naturgeräusche beruhigend: das Rauschen der Meereswellen, das Plätschern eines Baches oder das Vogelgezwitscher im Wald. In Japan zum Beispiel gehören sogenannte »Waldbäder« (Shinrin Yoku) zur traditionellen Gesundheitsfürsorge. Nach einer kurzen Einweisung, wie man sich im Wald bewegt, bereitet man sich mit einer kurzen Meditation, Atem- und Körperübung auf das »Eintauchen« in den Wald vor, um bewusst den Alltag hinter sich zu lassen. Dann sucht sich jeder einzeln seinen Wohlfühlplatz, um zu meditieren, zu genießen, zu lesen und ganz nebenbei die gesunde Waldluft einzuatmen. Hinterher trifft man sich, um gemeinsam über das Erlebte zu sprechen – und bei Bedarf auch über belastende Lebensthemen.

Biophilia oder warum der Wald besser ist als jedes Fitnessstudio

Der österreichische Biologe Clemens G. Arvay hat den Begriff »Biophilia« geprägt. Er versteht darunter ein Fitnesstraining im Freien und beschreibt in seinem gleichnamigen Buch dessen gesundheitsfördernde Effekte. Seine Botschaft: Verlasst die muffigen Fitnessstudios und begebt euch in die Natur! Denn das Sporteln unter Bäumen macht nicht nur mehr Spaß als die Quälerei mit den Hanteln und Geräten, es ist auch wesentlich effektiver! »Der Wald ist der beste Physiotherapeut«, erklärt der Biologe. Viel spannender und anregender als das im Grunde langweilige und immer gleiche Fitnessstudio, in dem nach dem ersten Training alles gleich bleibt und es nichts Neues mehr zu entdecken gibt. Der Wald dagegen lebt. Er verändert sich mit den Jahreszeiten. Er riecht jedes Mal ein bisschen anders. Er weckt alle unsere Sinne und befriedigt unsere Abenteuerlust.[100]

Beim Fitnesstraining im Wald atmen wir mit der Luft auch Pflanzenstoffe ein, darunter sogenannte Terpene. Diese Aromastoffe riechen nicht nur gut: Sie wirken auch positiv auf unser Immunsystem. »Die Terpene regen die Nebennierenrinde dazu an, mehr körpereigene Herzschutzsubstanzen zu produzieren, die wiederum vor koronaren Herzerkrankungen und Infarkten schützen.« Gleichzeitig wird der für Ruhe und Gelassenheit zuständige Parasympathikusnerv aktiviert. Und: Es muss noch nicht einmal ein streng durchgetaktetes Gymnastikprogramm sein: Bereits ein Spaziergang in der Natur erhöht die Produktion der körpereigenen Killerzellen um 40 Prozent.

FAZIT

Krebszellen benötigen zum Wachstum Kohlenhydrate (Zucker), gesunde Zellen nicht! Genau das macht den Unterschied aus. Darum heißt es bei der Diagnose Krebs: Sofort mit der ketogenen, sprich kohlenhydratfreien Ernährung beginnen – ganz egal was Ihnen Mediziner, Kliniken oder andere Ratgeber empfehlen.

Ein bisschen schwanger gibt es nicht. Das Gleiche gilt für den Zuckerstopp: Die Ernährung muss also konsequent umgesetzt werden. Das heißt, im (Morgen-)Urin müssen Ketonkörper nachweisbar sein (was sich mit entsprechenden Teststreifen aus der Apotheke überprüfen lässt). Nur dann befindet sich der Körper im absoluten Fettstoffwechsel, und Krebszellen werden ausgehungert. Freuen Sie sich auf die ersten Kontrolluntersuchungen, wenn Tumormasse und/oder Tumormarker abnehmen.

Für gesunde Menschen ist die ketogene Ernährung als jährliche Kur über sechs bis acht Wochen ebenfalls äußerst empfehlenswert, um den Körper immer wieder auf »Werkseinstellung« zurückzusetzen. Dadurch wird eventuell schon vorhandenen Krebs- und Tumorstammzellen von vornherein die Lebens- und Wachstumsgrundlage entzogen.

Chemotherapie und Bestrahlung treffen alle Körperzellen, sie unterscheiden nicht zwischen Gut und Böse. Man hofft lediglich, die schneller wachsenden Krebszellen stärker zu schädigen und zu dezimieren als die langsamer wachsenden gesunden Zellen. Kollateralschäden an gesunden Zellen (siehe Haarausfall) sind also unvermeidbar und werden einkalkuliert.

Krebszellen lieben im Gegensatz zu gesunden Zellen übersäuertes, mit wenig Sauerstoff versorgtes Gewebe. Darum sollte jeder – egal ob gesund oder krank – konsequent entsäuern. Merke: Zucker macht sauer. Also statt Zucker lieber viel basenreiche Gemüse und Salate essen und ausreichend Wasser trinken und den Körper einer regelmäßigen, täglichen Sauerstoffdusche durch Bewegung (kein ermüdendes anaerobes Training) unterziehen.

Ausgewiesene Krebsschutzstoffe, die den meisten Menschen hierzulande fehlen, sind Vitamin D, Vitamin E, Omega-3-Fettsäuren und Selen. Hier empfehle ich auch für Gesunde eine tägliche Zufuhr, gegebenenfalls über Spezialpräparate. Der individuelle Bedarf lässt sich über eine Blutuntersuchung bestimmen. Bei bereits Erkrankten ist die persönliche Bedarfsermittlung natürlich noch wichtiger. Bei ihnen kann man auch mit weiteren Zusatzstoffen arbeiten wie der Aminosäure Methionin (dem »Penicillin des Genoms«). Schwer erkrankte Menschen erhalten diese Stoffe bei mir wenn nötig auch intravenös, um die optimale Zufuhr zu garantieren. Der aufgeschlossene Hausarzt kann die bei uns begonnene Therapie dann fortsetzen.

Zu guter Letzt meine herzliche Bitte an Sie: Geben Sie sich bei der Diagnose »Krebs« nicht tatenlos geschlagen, sondern nutzen Sie das geballte Wissen über die Zusammenhänge zwischen Krebs und Ernährung, Bewegung und Lebensstil. Vertrauen Sie den hier vorgestellten natürlichen Antikrebsmitteln und Ihrem »inneren Arzt«. Jede Heilung ist Selbstheilung. Allein durch Veränderungen an unserer Lebensweise, unseren Denkmustern und unserer Haltung dem Leben gegenüber können wir selbst viel, sehr viel bewirken. Vertrauen Sie auf Ihre Fähigkeit, Einfluss auf Ihre Gesundheit nehmen zu können. Ihr Körper und Geist werden es Ihnen danken.

DANKSAGUNG

Wie das Fachgebiet der Psychoneuroimmunologie lehrt, ist das liebende Umfeld zur Gesunderhaltung jedes Einzelnen von zentraler Bedeutung.

Der größte Dank gilt meiner innig geliebten Frau Marion. Morgens mit Dir zu erwachen und abends neben Dir einschlafen zu dürfen, macht jeden Tag zu einem wertvollen Geschenk. Es sind Deine unvergleichliche Herzensbildung und Dein überaus sensibles Gespür, welche Dich für mich so liebenswert machen. Andere Menschen könnten Millionen Bücher lesen und wüssten trotzdem nicht ein Bruchteil dessen, was Du durch gelebte Liebe weißt. Geliebte Marion, ich würde Dich jeden Tag wieder vom Fleck weg heiraten!

Nicht weniger Dank gebührt meinen vier plus zwei Kindern, die zum Teil entweder selbst schon sehr erfolgreich sind oder kurz davor noch in den (Ausbildungs-)Startlöchern stehen. Glaubt fest an euch, und seid weiterhin so fleißig. Denn ihr wisst ja – nicht zuletzt durch euren alten Herrn: Glück ist die Folge einer Tätigkeit.

QUELLENANGABE UND LITERATUR

1 Robert-Koch-Institut: Krebsregister 2013 (www.krebsdaten.de)

2 Verf. unbek.: »Weltweite Prognose für 2030 – Zahl der Krebskranken steigt rasant«, in: *Spiegel ONLINE,* 03.02.2014, unter: http://www.spiegel.de/gesundheit/diagnose/krebs-zahl-der-krebskranken-steigt-rasant-a-950754.html

3 Tomasetti, Cristian/Vogelstein, Bert: »Variation in cancer risk among tissues can be explained by the number of stem cell divisions«, in: *Science,* Jan 2015, Vol. 347: 78–81, unter: http://science.sciencemag.org

4 Schüring, Joachim: »Wie viele Zellen hat der Mensch?«, in: *Spektrum Spezial,* 2012

5 Thierbach, R./Schulz, T. J. et al.: »Targeted disruption of hepatic frataxin expression causes impaired mitochondrial function, decreased life span and tumor growth in mice«, in: *Human Molecular Genetics,* Dec 2005, Vol. 14(24): 3857–3864

6 Vgl. auch: Mallik, Stephan: *Krebs verstehen in 20 Minuten – Wie und warum entsteht Krebs?,* epubli GmbH 2014; und www.Zentrum-der-Gesundheit.de, *Nexus-Magazin:* Krebs und Vorbeugung, 23.11.2016

7 Servan-Schreiber, David: *Das Anti-Krebs-Buch,* Goldmann: München 2012, S. 63–68

8 Ebenda, S. 68 ff.

9 Ebenda, S. 76 ff.

10 Pressemitteilung der Schweizer Universität Freiburg; Originalartikel: Zaric, J./Joseph, J.-M. et al.: »Identification of MAGI1 as a tumor-suppressor protein induced by cyclooxygenase-2 inhibitors in colorectal cancer cells«, in *Oncogene,* Jan 2012, Vol. 31: 48–59

11 Servan-Schreiber, S. 61 ff.

12 Aus dem Vortrag von Prof. Dr. Herbert J. Pfister, Direktor des Instituts für Virologie an der Uniklinik Köln, anlässlich des Themenabends »Viren und Krebs« bei der Medizinischen Gesellschaft Mainz am 4. Februar 2015

13 Unter: http://www.who.int/hepatitis/publications/global-hepatitis-report2017-executive-summary/en/

14 Pressemitteilung des Robert-Koch-Instituts: »Welt-Hepatitis-Tag: GBE-Themenheft und Bulletin-Beitrag zu Hepatitis C«, 25.07.2016, unter: https://www.rki.de/DE/Content/Service/Presse/Pressemitteilungen/2016/10_2016.html

15 Verf. unbek.: »Polyoma-Virus ist Ursache des Merkelzell-Karzinoms«, *aerzteblatt.de,* 18.01.2008

16 www.krebsinformationsdienst.de/vorbeugung/risiken/stress.php

17 Klahre, Andrea S.: »Bitte nicht pökeln – EPIC-Studie warnt vor verarbeitetem Fleisch«, in: *Medscape,* 18.03.2013, unter: https://deutsch.medscape.com/artikel/4900883

18 Grimm, Hans-Ulrich: *Garantiert gesundheitsgefährdend – wie uns die Zucker-Mafia krank macht,* Droemer Verlag: München 2013; sowie Fernsehsendung in der ARD-Reihe *[w] wie Wissen* von NDR-Redakteurin Christine Buth: »Zuckersüchtiger Krebs«, Erstsendung 10.03.2013

19 Smith, G. C. S. et al: »Parachute use to prevent death and major trauma related to gravitational challenge: systematic review of randomized controlled trails«, *British Medical Journal,* 2003, Vol. 327: 1459

20 Bahnsen, Ulrich: »Die fette Gefahr – Übergewicht ist eine der Hauptursachen für Krebs«, in: *Die Zeit,* 31/2012, unter: http://www.zeit.de/2012/31/Uebergewicht-Krebs

21 Lichtenstein, P. et al.: »Environmental and Heritable Factors in the Causation of Cancer – Analyses of Cohorts of Twins from Sweden, Denmark, and Finland«, in: *New England Journal of Medicine,* Jul 2000, Vol. 343: 78–85

22 Corty Friedrich, Miguel: *Die Krebsrevolution – Wege aus der Angst durch integrative Medizin,* Europa Verlag: München 2016, S. 13

23 Sun, W./Wang, W./Kim, J. (2008): »Anti-cancer effect of resveratrol is associated with induction of apoptosis via a mitochondrial pathway alignment«, in: *Advances in Experimental Medicine and Biology,* 2008, Vol. 614: 179–186, zit. in: http://dgk.de/meldungen/pravention-und-anti-aging/resveratrol-zellenschutz-aus-der-blauen-traube.html

24 Zentrum der Gesundheit: »Krebszellen mögen keine Dunkelheit«, 12.04.2017, unter: http://www.zentrum-der-gesundheit.de/krebs-melatonin-ia.html

25 Verf. unbek.: »Krebswaffe Melatonin«, in: *Focus ONLINE,* 24.11.2005, unter: www.focus.de/gesundheit/ratgeber/krebs/news/schlafhormon_aid_101801.html
26 Holzer, Michèle: »Die große Zuckerlüge«, Dokumentation, ZDF/Arte 2015
27 Leslie, Ian: »Die Zuckerverschwörung«, in: *Zeit ONLINE,* 05.05.2016, unter: http://www.zeit.de/wissen/gesundheit/2016-05/zucker-verschwoerung-ernaehrung-fett-uebergewicht
28 Walker-Samuel, S. et al.: »In vivo imaging of glucose uptake and metabolism in tumors«, in: *Nature Medicine,* Aug 2013, Vol. 19(8): 1067–1072
29 Vgl. Servan-Schreiber, David: *Die Neue Medizin der Emotionen,* Goldmann: München 2005, S. 157
30 Zentrum der Gesundheit: »Leinöl – das Omega-3-Kraftpaket«, 29.08.2017, unter: www.zentrum-der-gesundheit.de/leinoel.html#ixzz4r49UEltR
31 Möckl, Sybille: »Verkanntes Risiko: Fünf Lebensmittel, die Ihrer Gesundheit sehr schaden«, in: *Focus ONLINE,* 18.10.2017
32 Pascual, G. et al.: »Targeting metastasis-initiating cells through the fatty acid receptor CD36«, in: *Nature,* Jan 2017, Vol. 541: 41–45
33 Campbell, T. Colin/Campbell, Thomas M.: *China Study: Die wissenschaftliche Begründung für eine vegane Ernährungsweise,* Systemische Medizin: Bad Kötzting 2011
34 Uhlenbruck, Gerhard: »Sportliches Ausdauertraining im Hinblick auf die Prävention von Prostata-Krebs«, in: *Deutsche Zeitschrift für Onkologie,* 2002, 34: S. 98–99
35 Vgl. Willson, Rob/Branch, Rhena: *Kognitive Verhaltenstherapie für Dummies,* Wiley-VCH: Weinheim 2011
36 Zit. nach Nuber, Ursula: »Sei nachsichtig! Mit dir selbst!«, in: *Psychologie Heute,* 09/2011
37 Zit. nach Sachse, Katrin: »Das Geheimnis des Ichs«, in: *Focus,* 11/2005, S. 146, unter: https://www.focus.de/wissen/natur/psychologie-das-geheimnis-des-ich_aid_208555.html
38 Verf. unbek.: »Folsäure und B12«, in: *Supplementa Gesundheitsjournal,* unter: https://www.supplementa.com/gesundheitsjournal/folsaeure-und-b12/
39 Verf. unbek.: »Vitamin D könnte immunologische Krebsabwehr fördern«, in: *aerzteblatt.de,* 16.01.2015, unter: https://www.aerzteblatt.de/nachrichten/61494/Vitamin-D-koennte-immunologische-Krebsabwehr-foerdern
40 Veröffentlicht am 15.08.2017
41 Verf. unbek.: »Phosphate fördern Lungenkrebs«, in: *Focus ONLINE,* 29.12.08

42 Ebenda
43 Albert-Schweitzer-Stifung: »Glyphosat: Auswirkungen auf die Natur«, 24.06.2014, unter: https://albert-schweitzer-stiftung.de/aktuell/glyphosat-auswirkungen
44 Schweisfurth, Georg: *Nachhaltig leben für alle,* Irisiana: München 2015, S. 236 f.
45 Zentrum der Gesundheit: »Die krebshemmende Wirkung des Curcumins«, unter: www.zentrum-der-gesundheit.de/curcumin-krebshemmende-wirkung-ia.html#ixzz4rKVqzlCI
46 Zheng, W./Wang, S. Y.: »Antioxidant activity and phenolic compounds in selected herbs«, in: *Journal of Agricultural and Food Chemistry,* Nov 2001, Vol. 49(11): 5165–5170
47 Vgl. Rauch, Erich: *Die F.X.-Mayr-Kur und danach gesünder leben,* Haug: Stuttgart 2001
48 Zentrum der Gesundheit: »Wie Heilfasten Krebs bekämpft«, 15.01.2018, unter: *https://www.zentrum-der-gesundheit.de/heilfasten-krebs-ia.html*
49 Zit. nach Geisler, Anika: »Esst euch gesund!«, in: *Stern,* 30.03.2017, unter: https://www.stern.de/genuss/essen/ernaehrung--die-linderung-vieler-beschwerden-beginnt-am-kuechentisch-7404768.html
50 Zit. nach Strunz, Ulrich: *Das neue Anti-Krebs-Programm,* Heyne: München 2012
51 Schumacher, Beate: »Kanadische Studie: Krebs durch zu viele und schlechte Kohlenhydrate?«, in: *Ärztezeitung,* 21.08.2012, unter: https://www.aerztezeitung.de/medizin/krankheiten/krebs/kolorektales-karzinom/article/820046/kanadische-studie-krebs-folge-glykaemischer-last.html
52 Unter: https://www.wcrf.org/sites/default/files/german.pdf
53 Zit. nach Liebram, Claudia/Stein, Annett: »So hilft Sport im Kampf gegen den Krebs«, in: *Die Welt,* 17.02.2016, unter: https://www.welt.de/gesundheit/article152342048/So-hilft-Sport-im-Kampf-gegen-den-Krebs.html
54 Zit. nach Preuk, Monika: »Neue Krebstherapie – Vitamin C gegen Krebs«, in: *lifeline,* 19.02.2014, unter: https://www.lifeline.de/news/medizin-gesundheit/vitamin-c-gegen-krebs-id124019.html
55 Chen, Qi et al.: »Pharmacologic ascorbic acid concentrations selectively kill cancer cells: Action as a pro-drug to deliver hydrogen peroxide to tissues«, in: *PNAS,* Sept 2005, Vol. 102 (38): 13604–13609
56 Venturelli, S. et al.: »Epigenetic impacts of ascorbate on human metastatic melanoma cells«, in: *Frontiers in Oncology,* Aug 2014, Vol. 25(4): 227, unter: https://www.aerztezeitung.de/medizin/krankheiten/krebs/hautkrebs/article/873126/malignes-melanom-preis-arbeit-vitamin-c-krebs.html

57 Taper, Henryk S.: »Altered Desoxyribonuclease Activity in Cancer Cells and its Role in Non Toxic Adjuvant Cancer Therapy with Mixed Vitamins C and K_3«, in: *Anticancer Research,* 2008, Vol. 28: 2727–2732

58 Zentrum der Gesundheit: »Vitamin K – das vergessene Vitamin«, 08.01.2018, unter https://www.zentrum-der-gesundheit.de/vitamin-k-ia.html#ixzz4rir0BwVS

59 Zit. nach Gesellschaft für biologische Krebsabwehr e.V.: »Tumorimpfung«, unter: https://www.biokrebs.de/therapien/immunsystem/tumorimpfung

60 Rutkowski, S: »Surgery and adjuvant dendritic cell-based tumour vaccination for patients with relapsed malignant glioma, a feasibility study«, in: *British Journal of Cancer,* Nov 2004, Vol. 1;91(9): 1656–1662; Yamanaka, R.: »Vaccination of recurrent glioma patients with tumour lysate-pulsed dendritic cells elicits immune responses: results of a clinical phase I/II trial«, in: *British Journal of Cancer,* Oct 2003, Vol. 6;89(7): 1172–1179

61 Zit. nach Gesellschaft für biologische Krebsabwehr e.V.: »Tumorimpfung«; Originalartikel: Schirrmacher, Volker et al.: »Efficiency of adjuvant active specific immunization with Newcastle disease virus modified tumor cells in colorectal cancer patients following resection of liver metastases: results of a prospective randomized trial«, in: *Cancer Immunology,* Jan 2009, Vol. 58: 61

62 Zit. nach »Psychoneuroimmunologie – Wie die Psyche unsere Gesundheit beeinflusst und umgekehrt«, Newsletter der R+V Betriebskrankenkassen, 02/2016, unter: https://www.ruv-bkk.de/index.php?entryid=875&newsletter=2016-05_PNI

63 Zit. nach Eisenreich, Sven: »Schuberts PNI-Tagung ein voller Erfolg«, Bericht über die Tagung »Psychoneuroimmunologie im Laufe des Lebens – Aufbruch zu einer neuen Medizin« an der Thure von Uexküll-Akademie für Integrierte Medizin (AIM) in Salzburg, 16.–18.09.2016, unter: https://uexkuell-akademie.de/schuberts-pni-tagung-ein-voller-erfolg/

64 Spitzbart, Michael: *Erschöpfung und Depression: Wenn die Hormone verrücktspielen: Burnout-gefährdet? Ihr Blut verrät's! Mit Stress-Test,* Kösel: München 2012

65 Zit. nach dem Beitrag: »Psychoneurologie und Zelle. Wie der Körper auf Stress reagiert«, in der *scobel*-Sendung »Heile Dich selbst! Über den Einsatz der Psychoneuroimmunologie«, 3sat, 13.11.2014; vgl. unter: http://www.3sat.de/page/?source=/scobel/174693/index.html

66 Zit. nach Servan-Schreiber, S. 248

67 Zit. nach Brown, Walter A.: »Der Placebo-Effekt«, in: *Spektrum der Wissenschaft,* 3/1998, S. 68, unter: http://www.spektrum.de/magazin/der-placebo-effekt/824411
68 Schlick, Christoph: *Was meinem Leben echten Sinn gibt,* Scorpio: München 2017, S. 54 ff.
69 Zit. nach Spitzbart, Michael: *Entschlüsseln Sie Ihren Gesundheitscode,* Scorpio: München 2015, S. 179
70 Zit. nach: »Wer krank wird, denkt anders«, in: *NZZ,* 19.03.2006, unter: https://www.nzz.ch/articleDNVRX-1.19680
71 Boucher, Sandy: *Die Entfaltung des Lotos,* Droemer: München, 1998
72 Trungpa, Chögyam: *Das Herz des Buddha,* O. W. Barth: München 1993, S. 187
73 Kabat-Zinn, Jon: *Gesund durch Meditation. Das große Buch der Selbstheilung mit MBSR,* Droemer Knaur: München 2013, S. 162
74 Kabat-Zinn, Jon: *Die MBSR-Yogaübungen: Stressbewältigung durch Achtsamkeit,* Arbor Verlag: Freiburg im Breisgau 2010, S. 7 f.
75 Watzlawick, Paul: *Anleitung zum Unglücklichsein,* Piper: München 2009
76 Schnabel, Ulrich: »Wer lacht, hat keine Angst«, in: *Die Zeit,* 27.07.2017
77 Sachsse, Ulrich: »Humor ist, wenn man trotzdem lacht«, in: Wild, Barbara (Hrsg.): *Humor in Psychiatrie und Psychotherapie,* Schattauer: Stuttgart 2012
78 Frankl, Viktor: *… trotzdem Ja zum Leben sagen. Ein Psychologe erlebt das Konzentrationslager,* Kösel: München 2015
79 Zit. nach Schnabel, Ulrich in: *Die Zeit,* 27.07.2017
80 Kabat-Zinn, Jon: *Gesund durch Meditation,* S. 172
81 Zit. nach Schnabel, Ulrich in: *Die Zeit,* 27.07.2017
82 Valentin, Karl, unter: https://www.sagdas.com/spruch/2
83 Zit. nach: »Ist Lachen gesund?«, in: *TKK News,* 29.07.2008, unter: http://www.michael-titze.de/content/de/interviews/interview_037.html
84 Hormann, John: *Anstiftung zur persönlichen (R)evolution,* mvg-Verlag: München 1991
85 Kabat-Zinn, Jon: *Gesund durch Meditation,* S. 181
86 Salcher, Andreas: *Ich bin für Dich da: Die Kunst der Freundschaft,* ecowin: Salzburg 2016
87 Nagels, Philipp: »Diese Sache ist wichtiger als Schlaf, Essen und Sport«, in: *Die Welt,* 10.10.2016
88 Goleman, Daniel: *Soziale Intelligenz,* Droemer: München 2006, S. 10
89 Zit. nach von Hirschhausen, Eckart: *Glück kommt selten allein …,* Rowohlt: Reinbek bei Hamburg 2009

90 Narr, Rachel K./Allen, Joseph P. et al.: »Close Friendship Strength and Broader Peer Group Desirability as Differential Predictors of Adult Mental Health«, in: *Child Development,* 2017
91 Kabat-Zinn, Jon: *Gesund durch Meditation,* S. 316
92 Schanberg, Saul: »Maternal separation in neonatal rats elicits activation of the hypothalamic-pituitary-adrenocortical axis: A putative role for corticotropin-releasing factor«, in: *Psychoneuroendocrinology,* 1993, Vol. 18(7): 485–493
93 Schwertfeger, Bärbel/Lewandowski, Norbert: *Die Körpersprache der Bosse,* Econ: Berlin 1990, S. 83
94 Zit. nach Verf. unbek.: »Alternative Medizin: Singen ist gesund!«, in: *Vital,* 1/2011, unter: https://www.vital.de/natuerlich-heilen/artikel/heilkraft-musik/page/7
95 Ebenda
96 Ebenda
97 Zit. nach Verf. unbek.: »Und jetzt alle«, in: *Psychologie Heute,* 5/2016, unter: http://www.psychologie-heute.de/archiv/detailansicht/news/und_jetzt_alle/
98 Pearce, Eiluned/Launay, Jacques/Dunbar, Robin I. M.: »The ice-breaker effect: singing mediates fast social bonding«, in: *The Royal Society Publishing,* Oct 2015
99 Zit. nach Verf. unbek.: »Raus ins Grüne. Wie die Natur uns guttut«, in: *Psychologie Heute,* 5/2016
100 Zit. nach Pfliegl, Julia: »Der Wald, das beste Fitnessstudio der Welt«, in: *kurier.at*, 24.04.2016, unter: https://kurier.at/wellness/das-biophilia-training-warum-der-wald-besser-ist-als-jedes-fitness-studio/194.710.341

Produkte, die ich meinen Patienten empfehle

Sanaponte Omega-3: täglich 3 × 1 Kapsel

Sanaponte Selen 200 µg: täglich 1–2 Kapseln (ab 65 kg Körpergewicht 2 Kapseln) morgens nüchtern

Sanaponte Vitamin D_3 + K_2: täglich 3 × 1 Kapsel von Oktober bis April. Wer im Sommer viel drinnen am Schreibtisch sitzt, der sollte ebenfalls jeden Tag 2–3 × 1 Kapsel einnehmen. Alternative: 2–3 Esslöffel Lebertran.

Diese Nahrungsergänzungsmittel gibt es auch von anderen Herstellern. Im Gegensatz zu den von mir empfohlenen Präparaten kann ich die Bioverfügbarkeit von deren Produkten allerdings nicht garantieren.

GESUND BLEIBEN MIT DEM MINIMUMGESETZ

Klappenbroschur, 208 Seiten, ISBN 978-3-95803-026-8

Statt automatisch und unreflektiert Medikamente zu nehmen oder Screenings über sich ergehen zu lassen, um gesund zu bleiben, rät der renommierte Mediziner Dr. med. Michael Spitzbart, sich auf die Suche nach seiner persönlichen Achillesferse zu begeben: Dort ist der Ursprung von Krankheiten zu finden. Wer erkennt, wo sein individueller Mangelzustand liegt, kann diesen ausgleichen und so langfristig die eigene Gesundheit sichern.

www.scorpio-verlag.de

SCORPIO